Dr. Jörg Zittlau

Schmerzen lindern mit Magneten

Heilmagnete richtig anwenden bei Schmerzen von Muskeln, Gelenken und Zähnen, bei Schlafstörungen, Erkältungen und Verstopfung

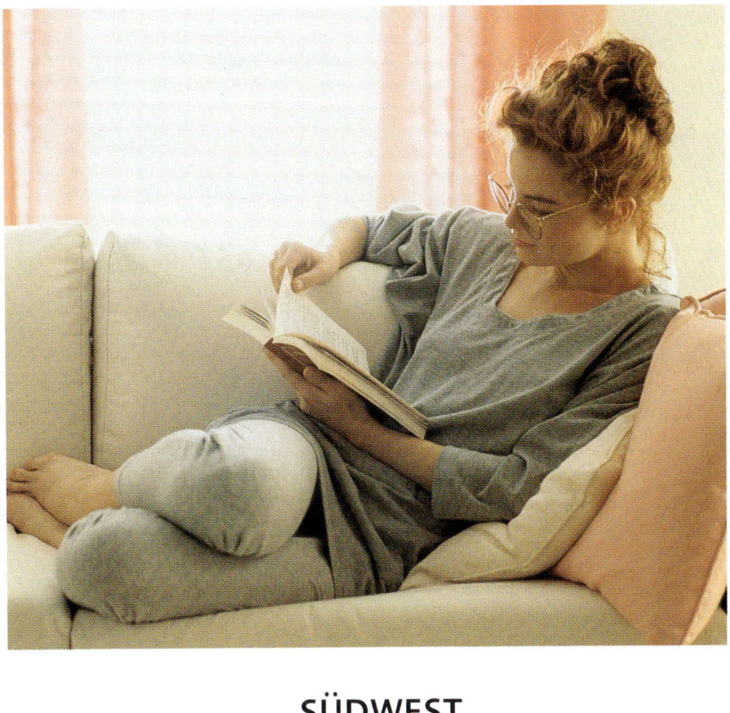

SÜDWEST

Inhalt

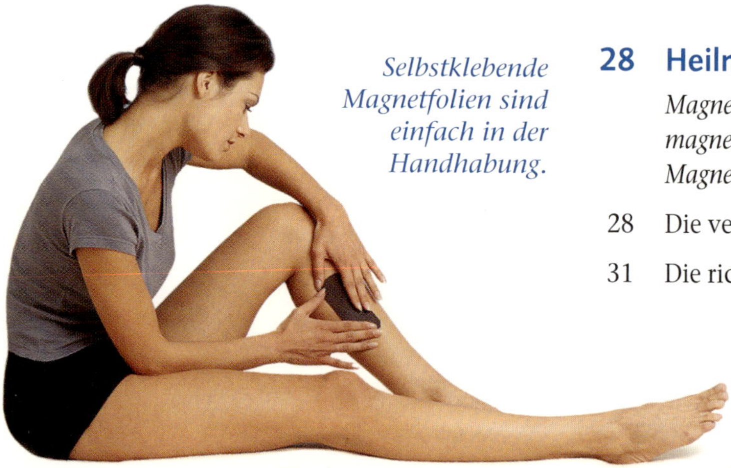

Selbstklebende Magnetfolien sind einfach in der Handhabung.

32 Mit Magneten heilen von A bis Z

So wenden Sie heilende Magnete bei den verschiedensten Beschwerden und Erkrankungen richtig an.

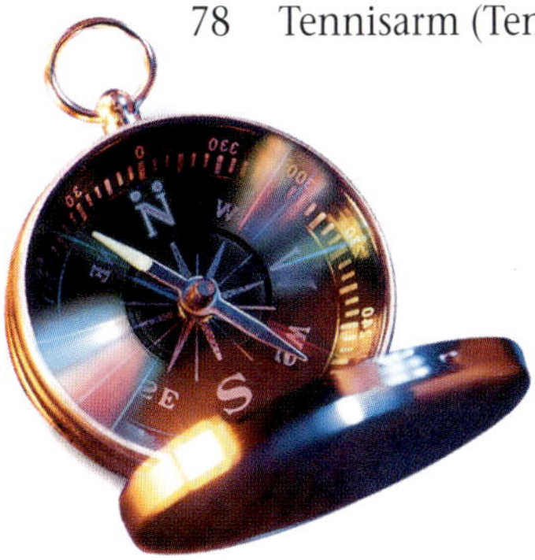

Bei einem Magnetkompass stellt sich die Magnetnadel immer in Richtung des Erdmagnetfelds ein.

92 Bezugsquellen für Heilmagnete

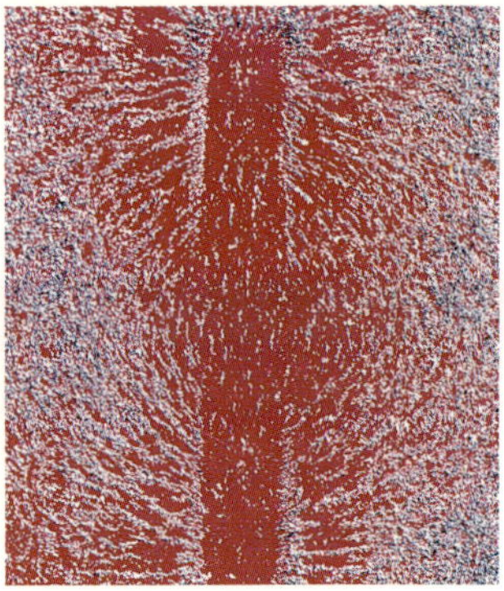

Das Magnetfeld eines Stabmagneten unterliegt einer ganz bestimmten Anordnung.

Anziehende Energie – Magnetkräfte

Immer mehr Menschen setzen heutzutage bei Beschwerden nicht mehr nur auf die Schulmedizin, sondern auch auf alternative Heilverfahren. Dabei sollten diese Verfahren natürlichen Ursprungs und möglichst frei von Nebenwirkungen sein, dennoch aber eine konkrete Heilungschance bieten. Viele Naturheilverfahren sind umstritten, wissenschaftliche Studien gibt es selten. Ihre Wirksamkeit ist meist nicht überzeugend – und dadurch werden viele naturheilkundliche Verfahren gar nicht oder nur sehr selten angewendet. Wissenschaftlich belegt sind jedoch u. a. die Akupunktur und Heilpflanzenkunde – und die Magnettherapie.

Wissenschaft und Tradition

Magnetfeldern haftet oft etwas Unfassbares und Mystisches an. Dabei gibt es kaum etwas, das eine konkretere Wirkung auf unser Wohlbefinden hat. Ein Leben ohne das Magnetfeld der Erde ist unmöglich, ein Mangel an natürlichen Magnetkräften führt zu schweren Erkrankungen.

Magnettherapie ist – im Unterschied zu bekannteren Naturheilverfahren wie der Bach-Blütentherapie und Homöopathie – ein Heilverfahren mit uralter Tradition, deren Wurzeln bis in die vorchristlichen Kulturen der Ägypter, Griechen und Chinesen zurückreichen. Dementsprechend reichhaltig sind Berichte über ihre Heilerfolge.

Doch auch wissenschaftliche Fakten belegen die Erfolge der Magnettherapie. Klinische Studien legen eindrucksvoll Zeugnis darüber ab, wie Magnete vor allem bei Schmerzerkrankungen rasche und risikoarme Hilfe leisten können. Ganz zu schweigen von einer Vielzahl von Laborversuchen, in denen gezeigt wurde, dass ein Leben ohne Magnetfeld praktisch unmöglich ist und dass viele Erkrankungen durch einen Magnetfeldmangel hervorgerufen werden.

Die Magnettherapie erfüllt also gleich zwei wichtige Argumente für ein chancenreiches Naturheilverfahren: eine lange Tradition, die auf viele Heilerfolge zurückblicken kann und eine solide wissenschaftliche Basis.

Magnetkräfte im falschen Licht

Der Magnettherapie gelang es jedoch nicht, zu einem »Trendheilmittel« zu werden. Noch immer werden Homöopathie, Phytotherapie, traditionelle chinesische Medizin, Anthroposophie oder »exotische« Verfahren wie Reiki und Ayurveda als alternative Heilmethoden bevorzugt und mittlerweile auch häufig angewendet; von heilenden Magneten ist dagegen nur selten die Rede. Warum eigentlich?

Magnetfelder haben ein eher schlechtes Image. So hört man immer wieder von den gesundheitsschädlichen Wirkungen, die durch elektromagnetische Felder der Starkstromleitungen und Handys hervorgerufen werden. Auch das esoterische Handauflegen des Mesmerismus (siehe Seite 12) wird als Heilmagnetismus bezeichnet. Magnetkräfte werden also einmal in die Nähe der schädlichen Umweltverschmutzung gerückt, ein andermal in die Nähe der unwissenschaftlichen Esoterik. Beides zusammen bildet eine denkbar schlechte Mischung, um für ein positives Bild zu sorgen.

Magnettherapie zählt zu den Naturheilverfahren, die eine solide wissenschaftliche Basis besitzen. Viele Forscher und Wissenschaftler bestätigen eine »magnetische Kraftwirkung«.

Bewährt – die natürliche Heilkraft

Tatsache ist jedoch, dass Magnettherapie im ursprünglichen und naturheilkundlichen Sinn weder mit dem einen noch mit dem anderen etwas zu tun hat. In der Magnetbehandlung, wie sie in diesem Buch beschrieben wird, werden ausschließlich Dauermagnete verwendet, deren magnetische Eigenschaften auch ohne Strom vorhanden sind. Diese Magnete erzeugen weder eine Aura noch Energieströme, Begriffe die zum typischen Sprachschatz der Esoterik gehören.

Wer sich also entschließt, auf Magnete zurückzugreifen, um sich selbst zu heilen oder vorbeugend vor Krankheiten zu schützen, setzt auf ein wohl abgewogenes Zusammenspiel aus Natur, Tradition und Wissenschaft – und diese Kombination hat es sicherlich verdient, mehr als bisher Anerkennung zu finden.

Nach den Erfahrungen, die bislang mit der Magnettherapie gemacht wurden, ist dieses Heilverfahren vielen anderen überlegen – nicht nur denen der Alternativmedizin.

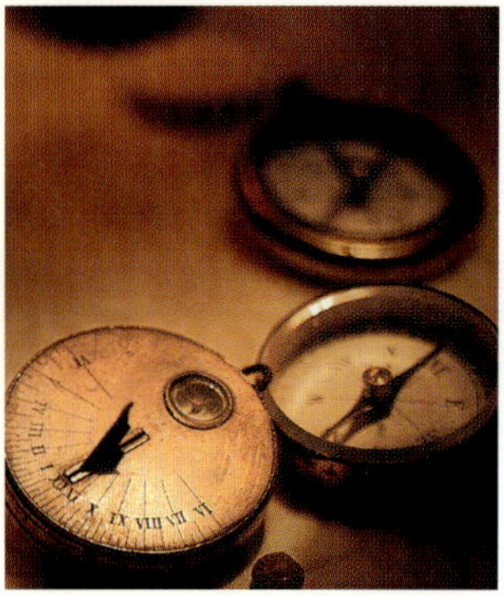

Der Kompass – ein uraltes Instrument zur Bestimmung der Himmelsrichtung.

Der römische Dichter Lukrezius berichtete vor etwa 2000 Jahren über eine griechische Kolonie namens Magnesia, in der seinerzeit viel magnetisches Eisenerz gefunden wurde. Folgerichtig wurden die Steine aus diesem Erz nach ihrem Fundort Magnete genannt.

Magnetismus – unsichtbare Kräfte

Ein alltägliches Phänomen

Auch im Alltag begegnet uns Magnetismus häufig – oftmals völlig unbewusst und unbeachtet. Aus dem Büro kennen wir ihn von den kleinen Büroklammerdosen, deren Öffnung mit einem Magnetstreifen ausgekleidet ist, damit die metallischen Bürohilfen nicht in alle Winde zerstreut werden, wenn die Dose einmal umkippen sollte. Im Werkzeugkasten findet man sicherlich den einen oder anderen Schraubenzieher, an dessen Spitze die Schrauben einfach »kleben« bleiben; wir wissen auch, dass das Be- und Abspielen der Kassetten in unserem Kassettenrekorder etwas mit Magnetisieren zu tun hat. Einige von uns werden sich außerdem auch noch an die Eisenklötze erinnern, die unsere Großmutter im Nähkasten hatte, um im Fall eines »Stecknadeldesasters«, das der tobende Enkel angerichtet hatte, nicht jede Nadel einzeln vom Boden aufheben zu müssen.

Negatives Image

Weniger auffällig, dafür aber immerzu präsent ist das magnetische Feld, das von der Erde ausgeht und die Kompassnadeln dazu zwingt, in die Richtung seiner Pole zu zeigen.
Dass magnetische Wellen jedoch auch unseren Körper beeinflussen können, gilt als ausgeschlossen. Nicht zuletzt deswegen, weil der Magnetismus gerade in jüngerer Zeit eher negativ behaftet in unser Bewusstsein tritt. Immer wieder ist davon zu lesen und zu hören, dass elektromagnetische Wellen, wie sie von Starkstromleitungen ausgehen, möglicherweise gesundheitliche Schäden auslösen können und somit den Körper keineswegs positiv beeinflussen.

In den Schulbüchern wird gelehrt, dass Magnete jene Körper sind, die auf Gegenstände aus Eisen, Nickel oder Kobalt eine anziehende Kraft ausüben. Das Fazit, was Schüler daraus ziehen sollen: Magnetismus ist eine Kraft, die zwischen einigen Metallgegenständen besteht; wir Menschen jedoch, als lebende Organismen, werden dadurch nicht beeinflusst.

Lebensnotwendige Energie

Tatsache ist jedoch, dass alles Leben den Magnetismus braucht. In Laborversuchen mit Mäusen, die man in Spezialkäfigen von den Magnetwellen der Erde abschottete, wurde beobachtet, wie den Tieren das Fell ausging und sie schließlich dahinsiechten. Das Bindegewebe ihrer Haut und anderer Organe hatte zahllose Wucherungen ausgetrieben, als hätten ihre Zellen beim Wachstum die Orientierung verloren. Ähnliches wurde an Pflanzen beobachtet, auch sie verkümmerten in der Magnetfeldlosigkeit. Pflanzen, die jedoch mit magnetisiertem Wasser gegossen wurden, wuchsen deutlich besser. Auch das Wachstum von Bakterien wird durch Magnetwellen beeinflusst. Wissenschaftler haben entdeckt, dass in Wasser, das mit dem Pluspol eines Magnets behandelt wurde, wenige bis gar keine der Mikroorganismen überleben können. Wird es jedoch mit dem Minuspol eines Magnets behandelt, so kommt es zu einer regelrechten Vermehrungsexplosion der Bakterien. Ein Aspekt, der natürlich gerade in Bezug auf Infektionen von Bedeutung ist.

Einer griechischen Legende zufolge soll ein Hirte namens Magnes den Magneten ihren Namen gegeben haben. Dieser Magnes stieß auf einen Felsen, von dem die Nägel seiner Schuhe und die eiserne Spitze seines Hirtenstabs angezogen wurden. Des Rätsels Lösung: Der Felsen bestand aus Magnetit – einem magnetischen Gestein, das zu über 70 Prozent aus Eisen besteht.

Das Wesen des Magnetismus

Bleibt die Frage: Was ist das für eine Kraft, die in unsichtbarer Unscheinbarkeit Metall verschieben und derartig große Einflüsse auf das Leben haben kann? Zunächst einmal gilt: Magnetismus benötigt für sein Wirken kein Medium, sondern lediglich Raum. Mit anderen Worten: Er ist im Weltall genauso präsent wie bei uns auf der Erde. Magnetismus ist nur da, wo auch elektrische Energie ist. Dieses Wissen haben wir schon seit 1820. Ein dänischer Forscher legte zufällig einen Kompass in die Nähe einer elektrischen Leitung, und die Kompassnadel orientierte sich sofort dorthin. Wurde jedoch in der Leitung der Strom abgestellt, wandte sich die Kompassnadel wieder ihrer ursprünglichen Nord-Süd-Richtung zu.

Auch die Erde besitzt ein Magnetfeld. Mit einer Feldstärke von 0,5 Gauss ist es zwar nur schwach, doch es ist überaus wichtig für das Funktionieren lebendiger Organismen. In den vergangenen Jahrhunderten hat die Kraft des Erdmagnetfelds jedoch stetig abgenommen.

Elektronen mit organisierter Flussrichtung

In der unbelebten Natur sind die Hauptquellen der magnetischen Kraft vor allem Magnete. Diese können wiederum in zwei Gruppen unterschieden werden: Dauermagnete und elektronische Magnete. Dauermagnete verfügen von Natur aus über magnetische Eigenschaften, Elektromagnete brauchen eine ständige Stromzufuhr, um magnetisch zu werden.

Allgemein sind Magnete durch eine sehr spezielle Elektronenordnung gekennzeichnet. In der Folge entstehen an den Magnetenden ausgerichtete Kräfte: der Nordpol und der Südpol. Nur Nord- und Südpol zweier magnetischer Gegenstände können sich gegenseitig anziehen. Kommen sich jedoch die beiden »gleich gesinnten« Pole der Magnete zu nahe, dann stoßen sie sich ab.

Magnete können ihre Kraft aber auch an andere Metallgegenstände ausleihen. Reibt man beispielsweise einen Eisennagel eine Weile lang an einem Magneten, so wird auch er für kurze Zeit magnetisch sein. Der Grund: Durch die Kräfte des Magnets wurden die Elektronenwanderungen für einen gewissen Zeitraum auf ein organisiertes Niveau, wie es bei einem Magnet existiert, angehoben.

Magnetfelder im Gehirn

Nicht nur Metallteile können magnetisch sein. Das gesamte Leben und jede einzelne lebende Zelle auf der Erde ist von elektromagnetischen Wellen umgeben – also auch der Mensch. Ein Phänomen, das nicht verwundern darf. Denn wie schon erwähnt, geht der Magnetismus mit der Elektrizität und auch mit organisierten Elektronenwanderungen einher.

Es darf deshalb nicht verwundern, dass wir auch bei lebendigen Organismen (in menschlichen, tierischen oder pflanzlichen Zellen) magnetische Kräfte finden.
Und wenn man diesen Gedanken logisch weiterführt, kann man erschließen, welches Organ die kräftigsten Magnetfelder hat: das Gehirn. Dort finden die meisten geordneten Elektronenwanderungen statt, dort erzeugen Milliarden von Nervenzellen einen regelrechten Sturm von elektrischer Energie.

Wie man Magnetkraft misst

Magnetische Kräfte – wissenschaftlich korrekt als magnetische Feldstärke bezeichnet – kann man messen. Gebräuchliche Einheiten sind das Tesla und das Gauss. 1 Tesla entspricht 10 000 Gauss. Die magnetischen Feldstärken können stark variieren:

▶ Magnetkraft der Erde	0,5 Gauss
▶ Feldstärke der Magnete in der Magnettherapie	250 – 3 000 Gauss (0,025 – 0,300 Tesla)
▶ Herzmuskel	1 000 Tesla
▶ Gehirn	30 000 Tesla

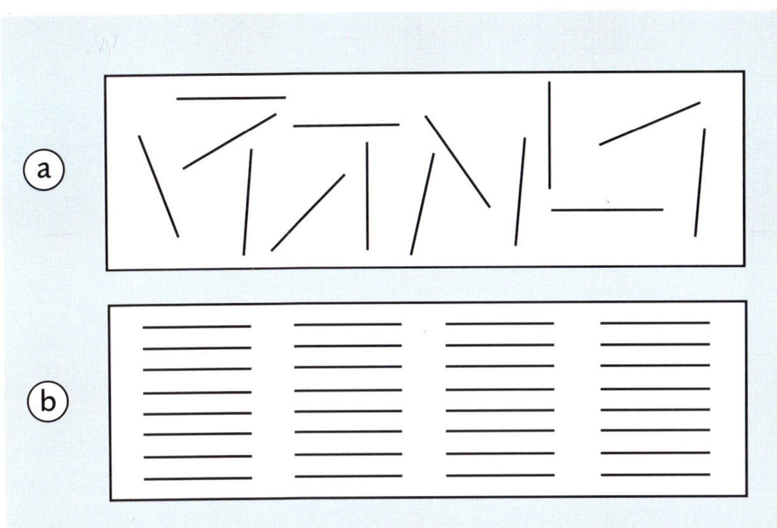

Unterschied zwischen einem nicht magnetisierten (a) und einem magnetisierten Stück Stahl (b). Der Elektronenfluss ist zufällig (a) oder organisiert (b).

Die magnetischen Pole der Erde stimmen nicht exakt mit ihren geografischen überein, sie sind einige Kilometer voneinander entfernt. Doch jüngeren Untersuchungen zufolge bewegen sich die magnetischen Pole in Richtung ihrer geografischen Pendants. Wahrscheinlich wird der magnetische Nordpol im Jahr 2185 mit dem geografischen zusammentreffen.

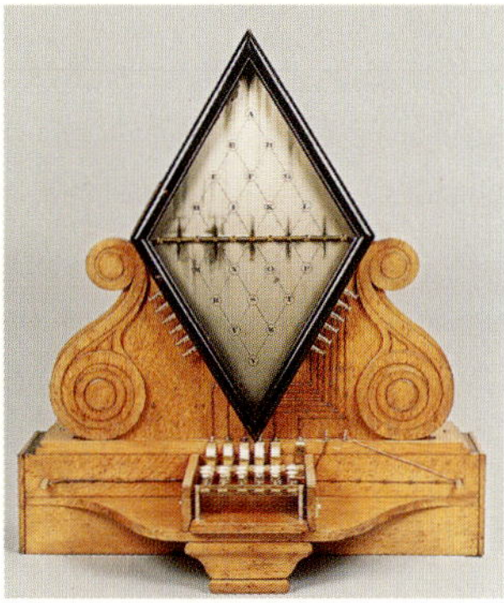

Erster elektromagnetischer Eisenbahntelegraf der Welt, der 1837 entwickelt wurde.

In der Sprache des Magnetismus kann es schnell zu Verwirrungen kommen. So handelt es sich nämlich beim mit Nordpol bezeichneten Ende einer Kompassnadel in Wirklichkeit um einen Südpol, der sich vom Nordpol der Erde angezogen fühlt. Experten sprechen daher vom nordausgerichteten Pol, wenn sie das betreffende Ende der Kompassnadel meinen.

Die Geschichte der Magnettherapie

Die Entdeckung der Anziehungskraft

Schwer zu sagen, wann dem Menschen die eigentümliche Anziehungskraft von magnetischen Steinen aufgefallen ist und er sie das erste Mal nutzte. Der Legende nach soll vor 5000 Jahren ein chinesischer Kaiser vorn auf seinem Streitwagen eine drehbare Frauenfigur gehabt haben, deren rechter Arm immer in dieselbe Richtung zeigte. Als der Kaiser sich einmal im Nebel verirrte, half ihm die Figur, wieder zu seinem Palast zurückzufinden. Möglich, dass in dem Arm der Figur ein längliches Stück Magnetitgestein verborgen war, das sich als Kompassnadel stets zu einem der Erdpole hingezogen fühlte. Fraglich, was an dieser Legende wahr ist. Vieles deutet aber darauf hin, dass es tatsächlich die Chinesen waren, die den Kompass erfanden.

Erste Anwendungen als Heilmittel

Wahrscheinlich waren es auch die Chinesen, die als erste Magnete in der medizinischen Therapie einsetzten. Bekannt wurde diese Methode jedoch erst in den Hieroglyphen Ägyptens sowie in den Zeugnissen antiker Gelehrter.

Hippokrates (ca. 460 – 370 v. Chr.) behandelte z. B. unfruchtbare Frauen, indem er ihnen in Muttermilch getränkte und mit Blei und Magnetit aufgeladene Tampons einführte. Der römische Geschichtsschreiber Plinius (23 – 79 n. Chr.) berichtet von Magneten, die in der Therapie von Augenentzündungen und Brandwunden eingesetzt wurden – ein Einsatzgebiet, das auch aus heutiger Sicht noch Sinn macht. Und in der Bibel ist nachzulesen, wie Moses einen Stein in Form einer Schlange auf eine Stange setzte, »und wenn nun die Schlangen einen bissen und er schaute dann die eherne Schlange an, so blieb er am Leben«. Diese »eherne Schlange« strahlte offenbar eine Art Fluidum ab – und dergleichen gab es damals nur in Form des Magnetismus.

Von Ibn Sina bis Paracelsus

Im Unterschied zu anderen Therapiemethoden, wie z. B. der Heilpflanzenkunde, konnten sich die Dauermagnete nicht etablieren. Der arabische Arzt Ibn Sina (980–1037) setzte sie wohl gegen Depressionen ein, doch ansonsten behandelte auch er die Magnettherapie eher stiefmütterlich. Erst Paracelsus (1493–1541) machte sie zu einer festen Größe in seinem medizinischen System. Für den legendären Schweizer Arzt stand fest: »Der Magnet ist der Monarch aller Geheimnisse.« Er benutzte die Magnete für eine ganze Reihe von Erkrankungen, beispielsweise für Fallsucht, Krämpfe, Hämorrhoidalleiden, Ausflüsse, Ödeme und Wunden. Frauen, die extrem nervös waren, setzte er ober- und unterhalb der Gebärmutter einen Magnet an, um sie zu beruhigen. Eine veraltete Indikation, wie man heute weiß, da dieses Organ nichts mit der neurotischen Störung zu tun hat.

Paracelsus war von den heilenden Wirkungen der Magnete fest überzeugt: »Wer den Magnet verwendet, wird feststellen, dass er ohne ihn nichts ausrichten kann gegen viele Krankheiten. Er ist ein Meisterstück für den Künstler in der Arznei, wie keines mehr weit und breit zu finden ist.«

Der Schritt zur Wissenschaft

Bei aller Begeisterung war Paracelsus noch weit entfernt davon, das Phänomen des Magnetismus annähernd verstehen zu können – dazu fehlten ihm die technischen und methodischen Voraussetzungen. Erst William Gilbert (1540–1603), Leibarzt der englischen Königin, versuchte, sich dem Problem wissenschaftlich zu nähern. Zwar steckt auch sein Buch »Vom Magneten« noch voller Irrtümer, doch er erkannte bereits, dass man einen Magnet teilen kann und so immer wieder – entsprechend kleinere – Magnete erhält.
Gilberts Ausführungen hatten starken Einfluss auf andere Wissenschaftler. So begann man in Österreich, Magnete erfolgreich gegen Nervenleiden, Krämpfe und Schmerzen einzusetzen. Diese Entwicklung mündete im »animalischen Magnetismus« des schwäbischen Arztes und Philosophen Franz Anton Mesmer (1734–1815).

Der Mesmerismus

Seine ersten Magnete bekam Mesmer von einem Astronom und Arzt namens Pater Hell (1720–1792). Dieser hatte bereits mit Hilfe der Magnettherapie zwei Patientinnen mit schweren Unterleibskrämpfen therapiert, von denen eine zuvor – ohne Erfolg – lange Zeit von Mesmer behandelt wurde. Mesmer experimentierte mit den Magneten und schaffte es, eine englische Baronin von ihren zuvor unheilbaren Unterleibskrämpfen zu befreien. Ein Heilerfolg, der in der Öffentlichkeit gewaltiges Aufsehen erregte! Mesmer intensivierte daraufhin seine Arbeit mit Magneten, stellte aber bald fest, dass seine Heilerfolge weniger auf die strahlenden Metalle in seiner Hand als auf die Hand selbst zurückzuführen waren. Er vermutete, dass auch zwischen belebten Körpern magnetische Kräfte strömten und dass sie bei einigen Menschen – wie bei ihm selbst – besonders stark seien und zu Heilzwecken genutzt werden könnten. Also legte er die Magnete zur Seite, um fortan nur noch durch die Kraft seiner eigenen Hände zu heilen.

Zur Fangemeinde von Franz Anton Mesmer zählte beispielsweise die Familie Mozart. Wolfgang Amadeus widmete dem Arzt sogar ein Singspiel namens »Bastian und Bastienne«.

Der Aufstieg zum Modearzt

Offensichtlich konnte Mesmer mit seiner neuartigen Methode einige spektakuläre Erfolge verzeichnen. So heilte er den Sekretär des bayerischen Kurfürsten von seinen nervösen Zuckungen, indem er ihm einfach nur seinen Zeigefinger entgegenhielt. Und derartiges gelang Mesmer wohl des Öfteren, so dass der Kurfürst den Arzt zum Mitglied der Akademie adelte. Die Kurfürstin von Sachsen schenkte Mesmer wegen seiner Heilerfolge sogar eine goldene Uhr mit Brillanten und goldener Kette. Die Anerkennung der Wissenschaften blieb Mesmer jedoch versagt. Man bezichtigte ihn der Scharlatanerie. Mesmer zog sich daraufhin an den Bodensee zurück, um dort in aller Stille – fern der Öffentlichkeit – zu praktizieren.

In Verruf geraten

Hier soll jedoch nicht über Wert oder Unwert des Mesmerismus diskutiert werden. Festzustellen bleibt jedoch, dass er entscheidend dazu beitrug, das Band zwischen Magnettherapie und Wissenschaften zu durchtrennen. Obwohl sicherlich ein großer Unterschied darin besteht, ob man einen Menschen mit echten Magneten behandelt oder aber nur durch Fingerzeige und Handauflegen – Mesmer sorgte dafür, dass die Magnettherapie von den meisten Schulmedizinern ignoriert wurde und nach wie vor ignoriert wird; und das, obwohl die Magnettherapie mittlerweile auch wissenschaftlich belegt ist.

Der Magnettherapie haftet auch heutzutage immer noch etwas Mysteriöses an, denn die Wirkung der unsichtbaren und unhörbaren magnetischen Strahlung ist für unseren Verstand nur schwer fassbar.

Magnettherapie heute

In diesem Jahrhundert ist viel über Magnetismus und seine Einflüsse auf die Gesundheit geforscht worden. Es liegen zahlreiche Labor- und Klinikstudien vor, die deutliche Hinweise darauf geben, dass Magnete bei unterschiedlichen Krankheiten helfen können.
In Japan gehört die Magnettherapie mittlerweile auch schon zu den etablierten Standardheilverfahren. Hierzulande ist man aber noch weit davon entfernt. Die hiesige Medizin steht vor allem auf zwei Säulen, der Chirurgie und der Pharmazie; bei Krankheiten wird häufig operiert oder mit Medikamenten behandelt.

Naturheilverfahren im Trend

Dennoch: Immer mehr Menschen in Europa wenden sich alternativen Behandlungsformen zu. Einige dieser Behandlungstechniken berufen sich auf anekdotische Heilerfolge, andere haben eine jahrhunderte- oder sogar jahrtausendealte Tradition vorzuweisen, und schließlich gibt es auch einige, deren Wirkungen durch wissenschaftliche Studien aus Labor oder Klinik belegt werden. Alle drei Faktoren – Überlieferungen von Heilungen, Tradition und wissenschaftliche Belege – sind Qualitätsmerkmale für ein bestimmtes Heilverfahren. Am besten ist es jedoch, wenn alle drei zusammenkommen, wenn es also zahlreiche Berichte von praktischen Heilerfolgen gibt, wenn die Methode eine uralte Verwurzelung in der Geschichte hat und wenn sie wissenschaftliche Belege zu bieten hat. Und genau das ist bei der Magnettherapie der Fall. Höchste Zeit also, sich näher mit ihr zu beschäftigen.

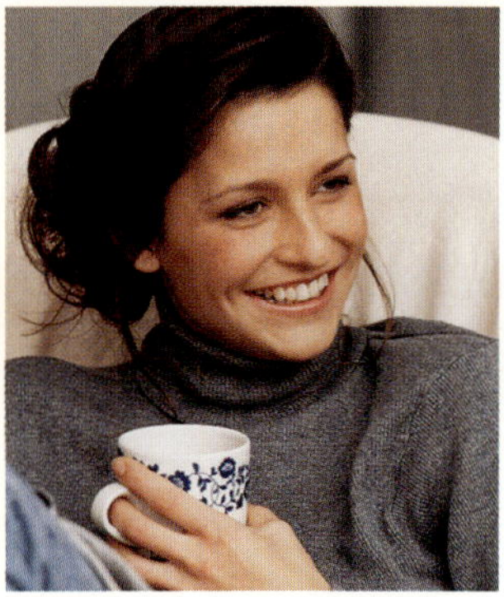

Die Kraft der Magnete gibt neue Energie und lindert Beschwerden auf sanfte Art.

Magnete für Körper und Geist

Magnetismus als lebenserhaltende Kraft

Ohne Magnetismus kein Leben. Nicht nur, dass jede Zelle, jedes Blatt und selbst ein Stück Holz ein eigenes Magnetfeld besitzen, auch der positive Einfluss äußerer magnetischer Kräfte auf das Leben ist mehrfach dokumentiert:

▶ Mäuse, die in einem Käfig von der Erdmagnetkraft abgeschottet wurden, verloren ihr Fell und gingen schließlich ein. Ihr Bindegewebe zeigte Wucherungen, als hätte es beim Wachstum die Orientierung verloren. Ein Ergebnis, das zu denken geben sollte. Denn wir Menschen zwängen uns recht häufig in Stahlbetonbauten, Autos und andere »Käfige« ein, deren Wände die Magnetkräfte der Erde nur noch eingeschränkt durchdringen können.

▶ Nicht nur Vögel, auch Menschen verfügen über einen sechsten Sinn, der sie ihre Orientierung mit Hilfe von Magnetfeldern suchen lässt. In einer Studie wurden einer Gruppe von Studenten die Augen verbunden, dann brachte man sie in einem Auto zu einer Stelle, die 50 Kilometer von ihrem Ausgangspunkt entfernt war. Dennoch vermochten sie fast sicher zu sagen, wo sie herkamen. Wurde jedoch ein Magnet an ihre Augenbinden gesetzt, war es mit der Orientierung dahin. Die Studenten zeigten fast alle in die falsche Richtung. Offenbar hatten sie sich also zuvor nach dem Magnetfeld der Erde orientiert.

Für Vögel ist der sechste Sinn für das Magnetfeld der Erde unentbehrlich. In einem Versuch setzte man Tauben einen kleinen Magnet zwischen die Flügel, und sie verloren daraufhin vollkommen die Orientierung.

Magnetismus und Krankheit

Nicht nur Magnete können Magnetkräfte aussenden, auch das Leben hängt mit Magnetismus zusammen. Jede einzelne Zelle in unserem Körper besitzt ein Magnetfeld; dieses verdankt sie ihrer durchlässigen

Membran, durch die zahlreiche Stoffwechselvorgänge reguliert werden. Infolge dieser Aktivitäten kommt es zu elektromagnetischen Feldern, die allerdings deutlich abnehmen können, wenn die Zelle erkrankt. Mit anderen Worten: Nicht wenige Erkrankungen sind von einer Schwäche des Magnetfelds begleitet, in deren Folge sich der Stoffaustausch durch die Zellwände deutlich verschlechtert. Die Chancen für eine zügige Heilung verringern sich, denn Zellen mit einem schlechten Stoffwechsel erholen sich langsamer als andere Zellen. Hier erscheint es dann natürlich sinnvoll, das Magnetfeld der erkrankten Zellen mit Hilfe der Magnettherapie wieder zu regenerieren. Im Wiederaufrüsten der abgeschwächten Magnetfelder, die man oft bei erkrankten Zellen findet, liegt eines der zentralen Argumente für die Magnettherapie. Doch sie kann weitaus mehr.

Bei kranken und energiearmen Zellen ist oft ihre magnetische Aktivität an der Zellwand verringert. Dadurch können weniger Nährstoffe in die Zelle eindringen und weniger Abfallstoffe aus ihr abtransportiert werden. Hier kann die Magnettherapie wirksame Hilfe leisten.

Die Heilwirkung bei Beschwerden

Mit Magnetkräften gegen Infektionen

Wie andere lebende Organismen reagieren auch Bakterien sensibel auf Magnetkräfte: Magnetisiert man z. B. Wasser mit dem Nordpol eines Magnets, so bleibt es erheblich länger keimfrei als unbehandeltes Wasser. Magnetisiert man das Wasser jedoch mit dem Südpol, so zeigt sich schon bald ein reges Bakterienwachstum. Bei der Behandlung von Infektionen mit Hilfe von Magneten ist es also besonders wichtig, den richtigen Pol einzusetzen.

Auch Bakterien besitzen ein Magnetfeld und orientieren sich nach magnetischen Feldern, die sie im menschlichen Körper vorfinden. Zwischen den Magnetfeldern der Zellen und der Bakterien besteht somit eine Wechselwirkung. An manche Zellen können sich Bakterien gut anlagern, an manche nicht (ähnlich dem An- und Abstoßen zweier Magnete). So gibt es einige Bakterien, die sehr gut an Zellen mit schwachen Magnetfeldern haften und diese somit »attackieren« können. Um diesem »Angriff« vorzubeugen, ist es wichtig, das Magnetfeld betroffener Zellen zu stärken.

Die Hormonsteuerung mobilisieren

In unterschiedlichen Studien konnte beobachtet werden, dass die Magnettherapie entzündungshemmend wirkt. Ursache dafür sind u. a. die Einflüsse, die die Magnetkräfte auf unseren Hormonspiegel haben. So fand ein Wiener Rheumatologe heraus, dass sich im Blut von Rheumapatienten mehr entzündungshemmendes Kortisol nachweisen lässt, wenn sie mit Magnetfeldern behandelt werden. Auslöser dafür sind die Wirkungen der Magnete auf unsere zentrale Hormonsteuerung. Die Mobilisierung der körpereigenen Kortisolproduktion hat erhebliche Auswirkungen auf die Rheumatherapie. Denn wer viel eigenes Kortisol produziert, braucht weniger externes Kortison, um seine Schmerzen und Entzündungen in den Griff zu bekommen. Das Risiko, an den Nebenwirkungen der Kortisonbehandlung zu erkranken, wird dadurch gesenkt.

Magnetkräfte haben den Vorteil, dass sie in tiefere Gewebezonen eindringen, ohne dabei die Haut oder andere Organe zu schädigen. Sie werden dadurch zu einem wichtigen Heilmittel bei Erkrankungen an Knochen und Sehnen.

Herz und Kreislauf im magnetischen Visier

Nicht nur Cholesterin, Bewegungsmangel, Rauchen und andere bekannte Risikofaktoren, auch Magnetfeldturbulenzen scheinen eine Rolle zu spielen, wenn es zum Herzanfall kommt.
Ein indisch-englisches Forscherteam registrierte zwischen 1967 und 1972 die Zahl der Patienten, die mit Herzanfällen in zwei große Krankenhäuser eingeliefert wurden. Dann verglichen sie die Daten mit den vorherrschenden geomagnetischen Aktivitäten. Das Ergebnis: Es kamen immer dann die meisten Menschen mit einem Herzanfall ins Krankenhaus, wenn das Erdmagnetfeld durch eine Erhöhung der Sonnenaktivität in Turbulenzen geriet. Eine Moskauer Studie kam zu ähnlichen Resultaten – hier vertraten die Forscher am Ende sogar die Ansicht, dass 80 Prozent aller Herz-Kreislauf-Kollapse durch Turbulenzen im Erdmagnetfeld ausgelöst werden. Bleibt die Frage, ob umgekehrt Herz-Kreislauf-Erkrankungen durch gezielte Magnetanwendungen geheilt oder verhindert werden können. Und auch das muss wohl bejaht werden, denn Magnetkräfte beeinflussen auf vielerlei Weise die Aktivität in unseren Blutbahnen.

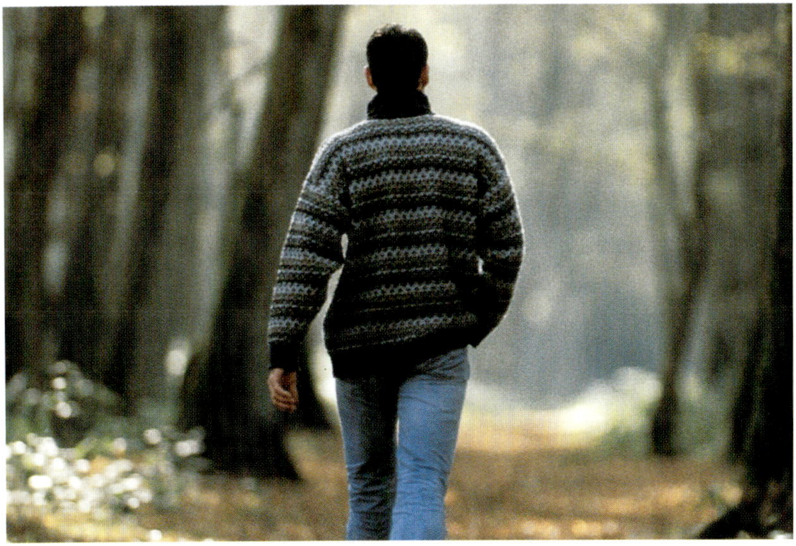

Regelmäßige Spaziergänge an der frischen Luft können die Durchblutung ebenfalls fördern und helfen außerdem, Stress und Anspannungen abzubauen.

So verbessern Magnete die Durchblutung

Leichterer Blutfluss

Magnetfelder können das Fließverhalten salziger Lösungen positiv, aber natürlich auch negativ beeinflussen. Dieser Umstand legt nahe, dass sie auch den Blutfluss verbessern können, da es sich auch beim Blutplasma um eine Form der salzigen Lösung handelt. In einer Studie des Massachusetts Institute for Technology in Cambridge konnte diese These kürzlich belegt werden. Demzufolge bringt der Einsatz von Magnetfolien eine Verbesserung des Blutflusses um etwa sieben Prozent. Das hat gleich mehrere Vorteile: Die Therapie sorgt nicht nur für eine verbesserte Durchblutung, sondern auch für ein verringertes Risiko von Blutstaus, wie sie etwa für Herz- und Venenerkrankungen typisch sind.

Japan hat eine besonders lange Tradition, was die Magnettherapie angeht. Von dort stammen auch die meisten aktuellen Studien zu diesem Thema.

Wohlige und tiefe Wärme

Wer sich kleine Wechselpol-Magnetfolien (siehe Seite 29) auf die Haut setzt, wird an diesen Stellen schon bald deutliche Erwärmungen spüren. Ursache für dieses Phänomen ist der so genannte Halleffekt. Er besteht darin, dass es infolge der magnetischen Wechselpolfelder zu elektrischen »Miniwirbelstürmen« kommt, durch die Wärme freigesetzt wird. Wärme wiederum führt zu einer Weitstellung der Blutgefäße und damit zu einer verbesserten Durchblutung. Ein Effekt, der vor allem in der Behandlung von Sport- und Unfallverletzungen sowie rheumatischen Erkrankungen erwünscht ist. Im Unterschied zu anderen – klassischen – durchblutungsfördernden Maßnahmen, wie z. B. Salben oder Gels, dringen die Magnetkräfte tief ins Gewebe, ohne dass es dabei zu unerwünschten Nebenwirkungen kommt.

Verbesserte Sauerstoffversorgung

Unter dem Einfluss von Magnetkräften verbessert sich der Sauerstoffpartialdruck im Blut. Dies bedeutet konkret: Das Blut wird in die Lage versetzt, mehr Sauerstoff in die Zellen des Körpers zu transportieren. Dadurch verbessert sich insgesamt die Regenerations- und Leistungsfähigkeit der Zellen.

Neubildung von Blutgefäßen

Experimente mit so genannten Magnettunneln zeigten, dass Magnetfelder die Neubildung von Blutgefäßen anregen können. Bei den Magnettunneln handelt es sich um Rohre, in denen mittels Strom ein pulsierendes Magnetfeld erzeugt wird. Legte man nun einen Arm oder ein Bein in ein Rohr, zeigten sich im betroffenen Körperteil nach einiger Zeit zahlreiche neue Blutgefäße – und das nicht nur in der Haut, sondern auch an den Knochen. Magnettunnel können dadurch beispielsweise die Heilung von Knochenbrüchen fördern.

Magnettherapie kann auch bei bereits bestehenden Narben noch hilfreich sein, um die Entzündungshöfe und die Schmerzen zu verringern. Sie muss dazu allerdings längerfristig, über mehrere Wochen lang, zum Einsatz kommen.

Natürliche Wundheiler

Zum Thema »Wundheilung und Magnettherapie« sind auch in Deutschland einige wissenschaftliche Studien gemacht worden. Am Münchner Klinikum Rechts der Isar beispielsweise wurde an mehr als 100 Patienten festgestellt, dass Magnete einerseits den Wundheilungsprozess fördern und andererseits die Bildung von hässlichen Narben verhindern.

Ein Effekt, der natürlich auch für die kosmetische Chirurgie von Bedeutung ist. Wunden, die mit einem Magnet »verschlossen« werden, heilen deutlich schneller und »rückstandsloser« ab als Wunden, die konventionell vernäht werden.
Am Wiener Ludwig-Boltzmann-Institut konnten mit Magneten selbst die Ausdehnung und Schmerzentwicklung bereits bestehender Narben verringert werden. Dabei wurden Magnetpflaster mit der Feldstärke von 600 Gauss (siehe Seite 9) eingesetzt, deren Nordpol auf die Haut der Patienten gesetzt wurde. Selbst ein Patient mit entzündetem Beinstumpf war nach mehrwöchiger Magnettherapie wieder vollkommen schmerzfrei. Die beschleunigte und verbesserte Wundheilung durch Magnetkraft ist wahrscheinlich das Resultat zahlreicher Einzeleffekte. So spielen dabei neben entzündungshemmenden und durchblutungsfördernden Eigenschaften auch antibiotische Kräfte eine Rolle.

Mit Magneten gegen den Schmerz

Die Schmerzbehandlung gehört sicherlich zu den traditionellen Anwendungsgebieten der Magnettherapie:

- Magnetkräfte können den Energiefluss in den Schmerzkanälen hemmen. Mit anderen Worten: Die Signale vom Schmerzrezeptor dringen nur noch in reduzierter Form bis zum Gehirn durch, so dass die Schmerzwahrnehmung deutlich reduziert wird.
- Magnetkräfte können die Ausschüttung von entzündungshemmendem Kortisol mobilisieren. Entzündungshemmung geht häufig auch mit Schmerzhemmung einher.
- Kopfschmerzen und Schmerzen am Bewegungsapparat besitzen oft einen starken Zusammenhang mit muskulären Verspannungen. Diese können allein durch die durchblutungsfördernden Effekte von Magnetfolien wirksam eingedämmt werden.
- Magnetkräfte können auf das retikuläre (netzartige) System, eine Region in unserem Gehirn, die wesentlich darüber entscheidet, welchen Reizen wir unsere Aufmerksamkeit schenken, wirken. Offenbar sind elektromagnetische Wellen über ihren Einfluss auf diese Gehirnregion imstande, unsere Schmerzwahrnehmung zu dämpfen.

Schmerzpatienten, die mit Magnetfolien behandelt werden, berichten in der Regel, dass sich bereits 45 Minuten nach Behandlungsbeginn die ersten Verbesserungen einstellen würden. Auch in puncto Geschwindigkeit können die Magnete also durchaus mit den gängigen Schmerzmitteln mithalten.

Muskelverspannungen und Kopfschmerzen sind gerade bei den Personen häufig, die viel an ihrem Schreibtisch und vor dem Computer sitzen. Magnete können solche Schmerzen dauerhaft beseitigen.

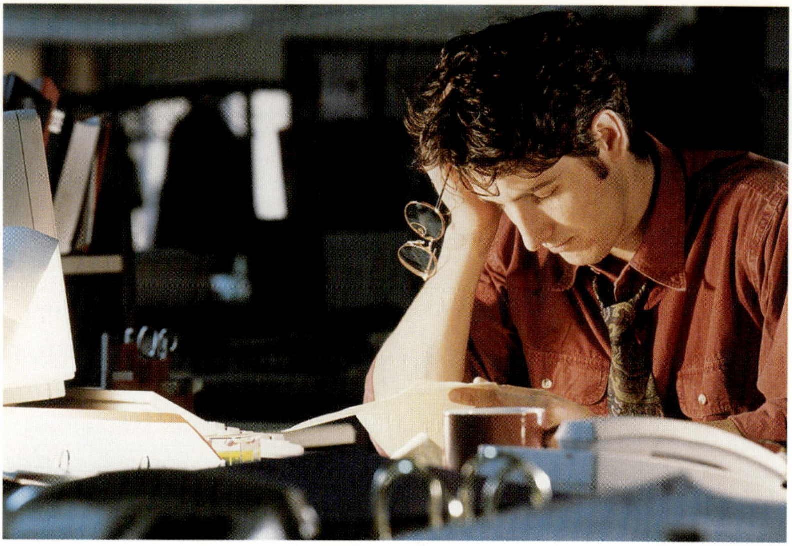

Magnetenergie mit südlicher Polarität ist in der Lage, erkrankte Zellen, d. h. Zellen, deren Magnetfelder geschwächt sind, mit der notwendigen Energie zu versorgen.

Wissenschaftliche Studien zu Magneten und Schmerz

Schulterschmerzen wirksam gelindert

Die schmerzhemmende Wirkung der Magnettherapie ist auch wissenschaftlich belegt: Zwei japanische Studien von 1980 untersuchten die Wirkung von Magnetpflastern bei 400 Patienten, die an Schmerzen im Schulterbereich litten. Die Patienten wurden in zwei Gruppen unterteilt: Die eine Gruppe erhielt eine Behandlung mit echten Magnetpflastern (Feldstärke: 800 Gauss), die zweite Gruppe wurde lediglich mit gleich aussehenden, aber sehr schwachen Magnetpflastern (Feldstärke: 200 Gauss) behandelt. Das Ergebnis: Aus der »800-Gauss-Gruppe« berichteten über 80 Prozent von Verbesserungen ihrer Beschwerden, in der »200-Gauss-Gruppe« waren es nur etwa 40 Prozent.

Erfolg mit Magnetfolien

Eine der wenigen deutschen Studien zur Magnettherapie stammt aus dem bayerischen Schaufling und wurde 1992 veröffentlicht. Dabei wurde die Wirkung von wechselpolaren Magnetfolien an Patienten untersucht, die an unterschiedlichen Formen von Muskel- und Seh-

nenschmerzen litten. 50 Patienten wurden mit echten Magnetfolien behandelt, 50 andere bekamen lediglich »Pseudomagnete« auf ihre schmerzenden Stellen geklebt.
Die Ergebnisse: 70 Prozent der Personen, die mit echten Magnetfolien behandelt wurden, berichteten von einem deutlichen Nachlassen der Schmerzen. Im Unterschied dazu konnten nur 26 Prozent der Patienten, die lediglich »Pseudomagnete« erhielten, eine Schmerzlinderung verzeichnen. In der »Magnetgruppe« konnten fast die Hälfte der Patienten ihren Schmerzmittelkonsum verringern, in der »Plazebogruppe« gelang dies nur einem Zehntel.

Gehbeschwerden besserten sich

In einer amerikanischen Studie von 1993 wurde die Wirksamkeit von wechselpolaren Magnetfolien an Patienten erprobt, die an schweren Schmerzen im Bereich der Fersen litten. Ausgelöst waren die heftigen Beschwerden durch Fersensporn oder auch Entzündungen des Achillessehnenansatzes. Die Patienten wurden in zwei Gruppen unterteilt: Die eine Gruppe erhielt eine Behandlung mit echten Magnetpflastern (Feldstärke: 300 Gauss), die andere Gruppe wurde mit »Pseudomagnetpflastern« behandelt.
Das Ergebnis: In der »Magnetgruppe« berichteten 57 Prozent von deutlicher Schmerzlinderung und 77 Prozent von deutlichen Verbesserungen beim Gehen. In der »Plazebogruppe« berichteten hingegen nur je 17 Prozent von einer Schmerzlinderung und von einer Verbesserung beim Gehen.

Hoffnung bei chronischen Schmerzen

1997 wurde eine amerikanische Studie an 50 Patienten durchgeführt, die an Postpolio litten, an starken bis unerträglichen Schmerzen an Gelenken und Muskeln. Auslöser dieser Schmerzen ist die Kinderlähmung (Poliomyelitis), die die Muskelbalance zerstört und dadurch zu schweren Muskelverspannungen und Gelenkentzündungen führt. Postpoliopatienten müssen in der Regel über lange Zeit hohe Dosierungen an starken Schmerzmitteln einnehmen, um diese chronischen Beschwerden zu lindern.

Die Heftigkeit eines Schmerzes hängt von mehreren Faktoren ab. Eine große Rolle spielt das retikuläre System, ein entwicklungsgeschichtlich urtümlicher Teil unseres Gehirns. Er kann durch Magnettherapie gezielt beeinflusst werden.

Die Patienten der Studie wurden wiederum in zwei Gruppen eingeteilt: Die eine Gruppe erhielt eine Behandlung mit wechselpoligen Magnetpflastern (Feldstärke: 500 Gauss), die andere Gruppe bekam nur »Pseudomagnete« auf ihre schmerzenden Stellen geklebt.
Die Ergebnisse waren eindeutig: 76 Prozent der mit echten Magneten behandelten Patienten berichteten von deutlichen Verbesserungen im Unterschied zu lediglich 19 Prozent, die mit »Plazebomagneten« behandelt wurden.

Tumorwachstum wird gehemmt

Mittlerweile sind viele Wissenschaftler davon überzeugt, dass auch Krebserkrankungen in einem starken Zusammenhang mit Magnetfeldern stehen.
In einem japanischen Versuchslabor wurden krebskranke Ratten mit Magnetfeldern von 50 bis 800 Gauss behandelt; bereits nach 24 Stunden wurden die Tumoren deutlich weicher; zwei Wochen später waren die Krebsherde sehr viel kleiner geworden. Diese Ergebnisse wurden durch andere Studien bestätigt – sie können jedoch nicht ohne weiteres auf den Menschen übertragen werden.

Der Einsatz der Magnettherapie bei Krebserkrankungen ist sicherlich nicht chancenlos, dennoch kann sie keine Wunder vollbringen. Im Unterschied zur sonst üblichen Strahlenbehandlung hat sie vor allem den Vorteil, für den Patienten nahezu risikolos zu sein.

Berichtigung falscher Polungen

Dennoch: In Anbetracht dessen, was man mittlerweile zu Magnetkräften und ihrem Einfluss auf den Körper weiß, ist es durchaus möglich, dass Magnete das Wachstum von Tumoren hemmen und vorbeugend ihre Entstehung verhindern können.
So ist bekannt, dass bei krebskranken Patienten der Tumor sauer und das Blut alkalisch ist – die Verhältnisse sind damit genau umgekehrt wie bei einem gesunden Organismus. Aufgrund dieses Säure-Basen-Ungleichgewichts ändern sich schließlich auch die Magnetfelder. Durch eine gezielte Magnetbehandlung kann man diese Änderung jedoch beeinflussen.
Ganz zu schweigen von den positiven Einflüssen, die magnetische Felder auf das gesamte Hormongeschehen und damit auch auf die Immunabwehr haben können.

Wohltuend für die Seele

Magnetismus und Schlafstörungen

Es gehört zu den jahrhundertealten Weisheiten der Volksmedizin, dass man besser und tiefer schläft, wenn das Bett in Nord-Süd-Ausrichtung steht und der Kopf zum Nordpol weist. Ebenfalls bekannt ist, dass Menschen in Holzhäusern und Flachbauten einen erholsameren Schlaf finden als in mehrstöckigen Betonbauwerken. Wissenschaftliche Studien konnten diese Phänomene zwar bestätigen, erklären konnten sie jedoch lange Zeit nicht, durch welche Einflüsse es zu diesen erstaunlichen Unterschieden kommt.
1992 entdeckte dann Professor Joseph Kirschvink vom California Institute of Technology in Pasadena, dass sich im menschlichen Gehirn gewisse Mengen an magnetischem Material – nämlich an Magnetit – befinden. Das Vorhandensein von Magnetit im lebenden Organismus war aber keine neue Erkenntnis. Magnetit wurde schon als Orientierungshilfe im Gehirn von verschiedenen Tieren, z. B. von Tauben, entdeckt.

Auch künstliche Magnetfelder, beispielsweise in der Nähe von Elektroleitungen oder Elektrogeräten, können den Schlaf stören. Denn auch sie werden vom Gehirn sensibel registriert und können dadurch zu Stress führen, der den Schlaf unruhiger und somit weniger erholsam macht.

Der Kompass im Kopf

Heutzutage benutzt der Mensch seinen angeborenen Magnetitkompass im Gehirn nur noch selten, um sich zu orientieren. Wir vertrauen heute in erster Linie unseren Augen und Ohren – und natürlich den zahlreichen modernen Messinstrumenten, um uns in unserer Umwelt zurechtzufinden.
Dennoch bleibt der Magnetitanteil im Gehirn auch heute nicht ohne Wirkung. Es ist davon auszugehen, dass schwache, von außen auf den menschlichen Körper einwirkende Magnetfelder im Magnetit unseres Gehirns gebündelt und dadurch im Kopfinneren verstärkt werden. Mit anderen Worten: Gerade unser Gehirn wird aufgrund seines Magnetitanteils besonders sensibel auf Veränderungen reagieren, die sich in unserer Umgebung abspielen. Und dies bildet eine solide Basis, um unsere Schlafstörungen im Zusammenhang mit ungünstigen Magnetfeldern zu erklären.

Nach aktuellen Berechnungen verringert sich seit etwa fünf Jahrhunderten die Kraft des Erdmagnetfelds alle 20 Jahre um etwa ein Prozent. Ein Trend, der darauf hindeutet, dass der Erde wieder eine Umkehrung der Erdpole bevorsteht. Der letzte Austausch von Nord- und Südpol fand vor 700 000 Jahren statt.

Richtungswahrnehmung wird irritiert

Unser Gehirn hat sich über viele Jahrtausende auf das Nord-Süd-Magnetfeld unserer Erde eingestellt. Kommt es nun zu einem Abfall des Magnetfelds, beispielsweise aufgrund einer Stahlbetonkonstruktion, in der wir leben und schlafen, wird das Gehirn diesen Abfall als Veränderung empfinden und gleichzeitig Probleme bekommen, die Nord-Süd-Ausrichtung des Erdmagnetfelds wahrnehmen zu können. Beides zusammen wird als negativer Stress empfunden – und diese Form von Stress ist ein Alarmsignal, das im Schlafzentrum dazu führt, den Schlaf auf eine geringere und unruhigere Schlaftiefe einzurichten. In der Folge kommt es schließlich zu massiven Schlafstörungen.

Maßnahmen für besseren Schlaf

Oft reicht es schon aus, das Bett in Nord-Süd-Richtung zu verschieben, wobei das Kopfende nach Norden zeigen muss. Dadurch wird es dem Gehirn leichter gemacht, die verlorene Nord-Süd-Ausrichtung möglichst schnell wieder zu finden.

Es gibt mittlerweile aber auch Magnetstreifen, die auf den Lattenrost des Betts geklebt werden können und auf diese Weise den Verlust des Erdmagnetfelds kompensieren.

Wenn die Möglichkeit besteht, das Bett in Nord-Süd-Ausrichtung (Kopfende zeigt gen Norden) zu stellen, sollte es gemacht werden. Besserer, erholsamer Schlaf ist das positive Ergebnis.

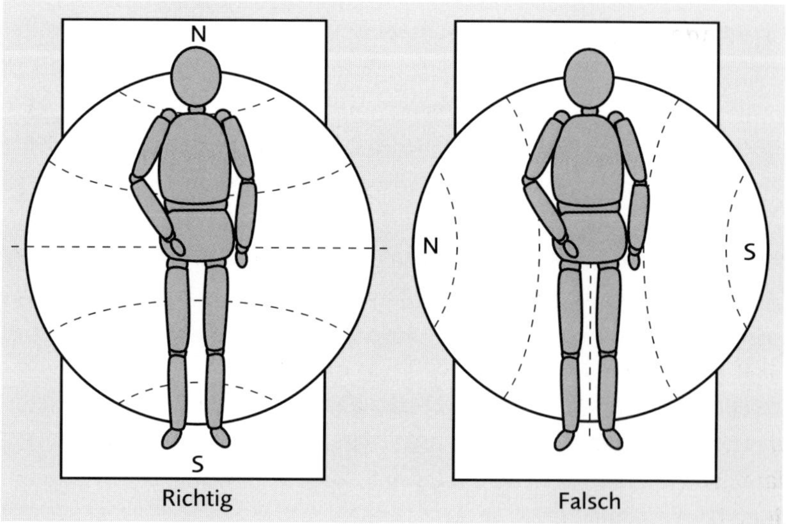

Mit Magneten gegen Depressionen

Eine Studie am Technion-Israel-Institut in Haifa konnte zeigen, dass Magnete die Gehirnaktivität stimulieren und somit schwere Depressionen lindern können. Hierbei wurden 67 Patienten entweder mit transkranialer Magnetstimulation (TMS) oder einer Plazebomethode (bei der die Patienten keine Magnetbehandlung erhielten, aber eine vermuteten) behandelt. Bei der TMS wird ein Magnetfeld durch eine Spule gezielt in bestimmte Gehirnbereiche direkt hinter der Stirn geleitet. Die Behandlung wird in kurzen Abständen wiederholt, sie ist schmerzlos und ohne Nebenwirkungen.
Das Ergebnis der Studie: Nach zwei Wochen konnte bei 50 Prozent der mit TMS behandelten Patienten eine deutliche Verbesserung der Beschwerden erzielt werden. Die sonst vielfach immer noch üblichen Elektroschockbehandlungen entfielen bei ihnen völlig – im Unterschied zur »Plazebogruppe«, die mit diesen Schocks weiterbehandelt werden musste, um ihr Leiden erträglicher zu machen.

Die Magnettherapie hat nichts mit den elektromagnetischen Feldern zu tun, wie sie etwa durch Starkstromleitungen erzeugt werden. Von Heilmagneten sind keinerlei Nebenwirkungen auf den menschlichen Organismus zu befürchten.

Magnettherapie – vielseitig und sanft

Das Magnetfeld-Mangelsyndrom

1975 erschütterte Dr. Kyoichi Nakagawa, Direktor des Isuzu-Krankenhauses in Tokio, die medizinische Fachwelt mit seiner Behauptung, wonach viele Menschen mit Beschwerden wie etwa Nacken- und Kopfschmerzen, chronischer Erschöpfung, Fibromyalgie und Vergesslichkeit in Wirklichkeit an einem Magnetfeld-Mangelsyndrom (engl.: magnetic-field-deficiency-syndrome; abgekürzt: MFDS) leiden würden.
Nakagawa hatte eine riesige Fragebogenaktion mit insgesamt 11 648 Menschen durchgeführt, in der nach den Erfahrungen der Therapie mit Pflastermagneten gefragt wurde. Die Beschwerden, gegen die die Magnete eingesetzt wurden, umfassten dabei ein weites Spektrum (siehe Kasten Seite 26).

Magnete »strahlen« ihre Magnetkraft nicht ab, wie oft behauptet wird. Sie sind vielmehr von einem Magnetfeld umgeben. Dieses Magnetfeld verringert sich nicht, sondern bleibt auch auf Dauer stabil.

Beschwerden der Studienteilnehmer

▶ Steifer Hals/steife Schultern	45,2 %
▶ Hexenschuss	19,0 %
▶ Neuralgie	13,9 %
▶ Muskelschmerzen	12,3 %
▶ Rheumatische Beschwerden	1,3 %
▶ Sonstige Beschwerden	6,3 %

Ergebnisse der Untersuchung

Die Erfolge der Magnettherapie waren verblüffend: Im Durchschnitt bezeichneten 94 Prozent der Befragten die Magnetpflaster als wirksam. Eine Quote, die nur von den wenigsten Therapieformen erreicht wird. Viele fühlten sich vor allem in Bezug auf körperliche Arbeit erheblich leistungsfähiger und frischer.

Bei niemandem hatten die Magnete die bereits vorhandenen Beschwerden verschlimmert oder zu unerwünschten Nebenwirkungen geführt.

Die Auswertung

Die enorm hohe Heilungsquote der Magnetpflaster bei den aufgelisteten Krankheiten führten Nakagawa zu der Überzeugung, dass es sich bei vielen Alltagsbeschwerden und Zivilisationskrankheiten um nichts anderes als das besagte Magnetfeld-Mangelsyndrom handelt. Es gibt vor allem zwei Gründe dafür, warum ein solcher Mangel überhaupt entstehen kann.

- Im Lauf der vergangenen 500 Jahre hat das Erdmagnetfeld um etwa die Hälfte seiner Kraft abgenommen.
- Zahlreiche Isolierfaktoren, wie z. B. Autos und Stahlbetonbauten, schotteten in den vergangenen Jahren den Menschen immer stärker vom Erdmagnetfeld ab.

Diese Entwicklungen kann man nach Nakagawas Ansicht nur durch die gezielte Anwendung von Heilmagneten stoppen.

Kaum Nebenwirkungen bekannt

Die magnetischen Felder von Starkstromleitungen oder Elektrogeräten haben nicht unbedingt den besten Ruf; so stehen sie beispielsweise auch im Verdacht, Krebs erregend zu sein. Von den Magneten, die in der Therapie eingesetzt werden, sind jedoch derartige Wirkungen nicht zu befürchten.
Die Weltgesundheitsorganisation stellt fest: »Statische Magnetfelder bis zu einer Feldstärke von zwei Tesla (20 000 Gauss) besitzen nach vorherrschendem Kenntnisstand keinerlei schädliche Auswirkungen auf die menschliche Gesundheit.«

Im Mittelalter nähten Ärzte unhandliche Blockmagnete in die Kleidungsstücke ihrer Patienten ein, um die Magnetkraft zu nutzen. Die Handhabung der modernen Pflaster- und Folienmagnete ist dagegen schon erheblich einfacher.

Wann man keine Magnete einsetzen sollte

Bei Herzbeschwerden

Generell wird Menschen mit Herzrhythmusstörungen und Herzschrittmacher von einer Magnettherapie abgeraten. Der Grund: Elektronische Herzschrittmacher und Aktivitäten des Herzmuskels (die auch von körpereigener Elektrizität gesteuert werden) können durch Magnetwellen möglicherweise irritiert werden. Konkrete Belege, ob diese These auch für die schwachen Therapiemagnete gilt, existieren allerdings nicht.

Während der Schwangerschaft

Schwangeren bis zum sechsten Monat wird ebenfalls von einer Magnettherapie abgeraten, da einfach noch zu wenig über die Wirkungen von Magnetkräften auf das ungeborene Leben bekannt ist. Negative Berichte zu Heilmagneten und den Entwicklungen von Embryo und Fötus existieren bislang aber ebenfalls nicht.

Bei Epilepsie

Für die oft geäußerte Einschränkung, wonach Epileptiker keine Magnete auf ihren Körper setzen dürfen, gibt es zwar noch nicht einmal ein Verdachtsmoment, der eine solide medizinische oder physikalische Grundlage hätte, dennoch sollte man den Arzt befragen.

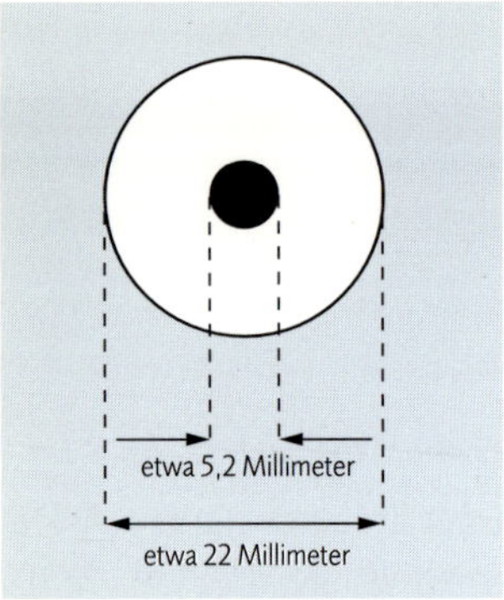

Magnetpflaster (Draufsicht) können bei sehr vielen Beschwerden – unauffällig – angewendet werden.

Die meisten Dauermagnete werden aus Strontium, Eisen, Nickel, Kobalt oder ihren Mischungen hergestellt. Die stärksten Magnete bestehen aus Legierungen von Eisen, Bor und Neodymium.

Heilmagnete richtig einsetzen

Die Magnettherapie hat eine lange Geschichte hinter sich. Grundsätzlich kann zunächst einmal zwischen Dauer- und Elektromagneten unterschieden werden. Letztere benötigen für ihre Arbeit Strom. In jüngerer Zeit wurden Elektromagnete mit ausgeklügelten Systemen entwickelt, wie etwa das Quantron-Resonanz-System, das beachtliche Erfolge bei Migräne und anderen Kopfschmerzen erzielen soll. Bei dieser Form der Magnettherapie handelt es sich allerdings um teure Medizintechnik auf höchstem Niveau, die sicherlich Heilungschancen besitzt, aber mit der Magnettherapie als einfach anwendbarem und preiswertem Naturheilverfahren nichts mehr zu tun hat.
Die klassische Magnettherapie setzt vielmehr auf Dauermagnete, die keinen Strom für ihr Arbeiten benötigen, sondern ausschließlich durch ihr eigenes Magnetfeld wirken. Natürlich hat auch hier die Entwicklung nicht Halt gemacht, so dass es mittlerweile auch bei Dauermagneten zahlreiche Formen, z. B. Magnetpflaster oder -folien, gibt. Der ursprünglich naturheilkundliche Gedanke, den Menschen mit natürlichen Mitteln zu helfen, bleibt aber erhalten.

Die verschiedenen Magnetformen

Zweipolige Magnetpflaster

Sie können problemlos am Körper getragen werden. Normalerweise werden sie mit der Nordpolseite nach unten auf die Haut gesetzt. Ihre Feldstärke liegt in der Regel bei etwa 800 Gauss.
Hauptanwendungsgebiete: Asthma bronchiale, Husten, Migräne, Nervosität, nervöse Magenleiden, Rückenschmerzen, Hexenschuss, Wechseljahrebeschwerden, Wundliegen und Schlafstörungen

Wechselpolige Magnetfolien

Auf ihnen sind die Pole konzentrisch aneinander gereiht. In der Mitte befindet sich der Nordpol, dann folgt ein Südpolring, dann wieder ein Nordpolring usw. Vorteil der wechselpoligen Magnetfolien ist die konzentrische Anordnung der Pole. Sie gewährleistet, dass viele Blutgefäße angesprochen werden – eine Reaktion, die sonst nur von elektrisch betriebenen Spulen erreicht wird. Das Magnetmaterial besitzt eine Stärke von 0,75 bis 1,0 Millimeter, in selten Fällen – etwa bei besonders starken Schmerzen – können auch Stärken von 1,5 Millimeter angebracht werden.
Hauptanwendungsgebiete: Muskelschmerzen, Muskelkater, Muskelzerrungen, Muskelsteifheit, Nacken-Schulter-Syndrom, Hexenschuss, Rückenschmerzen, Wadenkrämpfe, Prellungen, Verstauchungen, Arthritis, Menstruationsbeschwerden, Tennisarm, Narbenschmerzen und Verstopfungen

Die zweipoligen Magnetpflaster wurden in Japan entwickelt und sind mit einer rostfreien Legierung versehen; weder Schweiß noch Wasser aus Bad und Dusche können ihnen etwas anhaben.

Große Blockmagnete

Es gibt sie in Form von Scheiben, Blöcken, Zylindern, Ringen und Hufeisen, groß oder klein. Die Anwendung von Blockmagneten ist recht selten geworden. Einige Therapeuten setzen sie noch ein, um den ganzen Körper zu behandeln. Es steht hier also nicht die gezielte Therapie von einem bestimmten Körperteil im Vordergrund, sondern die so genannte systemische Therapie des ganzen Körpers.
Hauptanwendungsgebiete: niedriger oder erhöhter Blutdruck, Müdigkeit, Impotenz, Erschöpfung und Konzentrationsschwäche

Magnetische Unterbetten und Matratzen

Sie sollen für einen erholsamen Schlaf sorgen, bei bettlägerigen Patienten helfen sie gegen Wundliegen. In Japan zählen magnetische Matratzen zur Standardausrüstung im Schlafzimmer. Es wird geschätzt, dass jeder achte Japaner auf einer magnetischen Matratze schläft. Es gibt auch magnetische Polster und Kissen.

Ein Unterbett mit Magnetstreifen oder Magnetstreifen, die auf den Lattenrost geklebt werden, helfen u. a., den Schlaf zu verbessern.

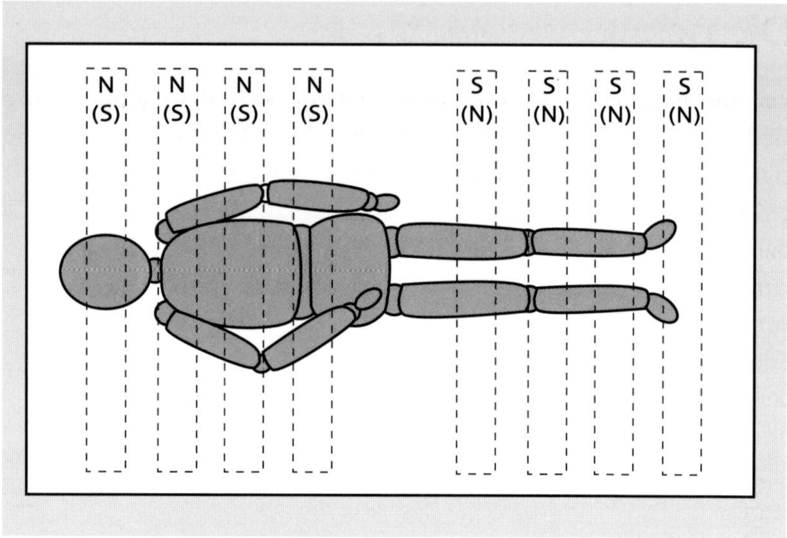

Schon 1911 hat ein Wissenschaftler namens Georges Lakhovsky auf die Anwendung von magnetisiertem Wasser bei Krebserkrankungen hingewiesen. In der konventionellen Medizin fand er jedoch keine Beachtung.

Magnetisiertes Wasser

Magnetisiertes Wasser hat einen erhöhten pH-Wert und soll die Entstehung von Krebserkrankungen verhindern können. Zur Magnetisierung stellt man ein großes Glas Wasser 24 Stunden lang zwischen zwei große Blockmagnete (Feldstärke zwischen 5000 und 7000 Gauss).

Magnetische Einlegesohlen

Sie fördern die Durchblutung der Füße, sind hilfreich bei kalten Füßen im Winter. Ihre Wärmeentwicklung kann allerdings auch die Schweißbildung anregen und dadurch das Risiko von Fußpilz erhöhen.

Magnetschmuck

Ein Magnet an der Halskette kann bei Husten und Kloß im Hals hilfreich sein, ein magnetischer Armreif hilft bei Entzündungen im Handgelenk. Es gibt ausgesprochen dekorative Modelle, die die Bezeichnung »Schmuck« wirklich verdienen (Bezugsquellen siehe Seite 92f.).

Die richtige Anwendung

Bei wechselpolaren Magnetfolien braucht sich der Patient keine Gedanken darüber zu machen, mit welchem Ende des Magnets er eigentlich arbeiten will. Bei allen anderen Magneten ist es jedoch von größter Wichtigkeit, die Pole zu kennen. Denn Nord- und Südpol haben sehr unterschiedliche Wirkungen. So wirkt der Nordpol eher kühlend und energienehmend und eignet sich dadurch beispielsweise zur Behandlung von schmerzhaften Entzündungen und fiebrigen Erkrankungen. Der Südpol wirkt hingegen wärmend und energiespendend und ist daher angezeigt bei Beschwerden wie niedrigem Blutdruck, Müdigkeit und Konzentrationsschwäche.

Normalerweise sind die jeweiligen Pole bei den Heilmagneten markiert. Falls nicht, hier ein Tipp, wie sie die richtigen Polzuordnungen finden. Nehmen Sie einen Kompass, und stellen Sie ihn so auf, dass die schwarze Nadelspitze nach Norden zeigt. Bringen Sie nun das eine Ende oder die eine Seite Ihres Magnets in die Nähe der schwarzen Nadelspitze. Bleibt die Position der Nadel unverändert, handelt es sich um den Nordpol des Magnets (denn bei der schwarzen Nadelspitze handelt es sich um einen Südpol). Dreht sich die Nadel jedoch um, so handelt es sich bei dem Magnetende um den Südpol.

Die Wahl des jeweiligen Pols hängt davon ab, was man erreichen will. Der Südpol hat eine anregende und stimulierende Wirkung, der Nordpol wirkt dagegen beruhigend und besänftigend.

Wichtige Regeln

- Vor dem Auflegen der Magnete die Haut sorgfältig reinigen
- In ganz selten Fällen kommt es zu allergischen Reaktionen auf die Pflaster- bzw. Klebestoffe der Magnete. In diesem Fall ist von der Anwendung von Pflaster- und Folienmagneten abzuraten.
- Die Behandlung sollte nicht länger als 30 Tage dauern.
- Ihre stärkste Wirkung erzielen Magnetfolien und -pflaster bei einer Anwendungsdauer zwischen zwei und fünf Tagen. Sollte sich nach zwei Wochen keine spürbare Besserung der Beschwerden bemerkbar machen, sollte die Behandlung abgebrochen werden. Wichtig: Wenn die Beschwerden abgeklungen sind, sollten die Folien oder Pflaster noch zwei weitere Tage getragen werden.

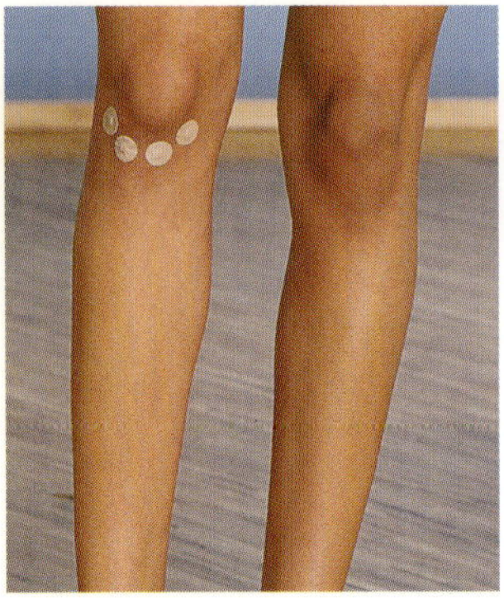

Bei arthritischen Schmerzen im Kniegelenk sollten vier Magnetpflaster aufgeklebt werden.

Elektromagnetische Felder von Fernsehgeräten, Stromleitungen und Handys stehen im Verdacht, den Ausbruch von Arthritis zu begünstigen. Elektrogeräte sollten sicherheitshalber immer völlig ausgeschaltet und nicht nur auf Standby geschaltet sein.

Mit Magneten heilen von A bis Z

Arthritis, rheumatische

Symptome

- Morgensteifigkeit
- Gelenkschmerzen, meist verbunden mit Schwellung
- Rheumaknoten in Gelenken, Knochenvorsprüngen und Sehnen

Ursachen

Die rheumatische Arthritis gehört zu den so genannten Autoimmunkrankheiten, bei denen sich der Körper buchstäblich gegen sich selbst wendet. Das Immunsystem verliert bei Arthritikern die Orientierung und richtet sich nicht nur gegen mögliche Keime im Gelenk, sondern auch gegen die körpereigenen, gesunden Zellen der Gelenkinnenhaut und führt dort zu Entzündungen und Wucherungen. Als Ursachen für die Fehlorientierung des Immunapparats werden Infektionen, aber auch psychische Einflüsse vermutet.

Mit Magneten heilen

Magnete lindern die Entzündungserscheinungen, darüber hinaus wirken sie über ihren Einfluss auf die Nervenbahnen schmerzhemmend. Am besten arbeiten Sie mit nordpolaren Magnetpflastern; die Magnetstreifen werden also mit der Nordpolseite rund um das schmerzende Gelenk auf die Haut gesetzt, bei den Armgelenken reichen drei, beim Kniegelenk sollten es vier Magnetpflaster sein (siehe Abbildung). Die Feldstärke der Magnete liegt zwischen 500 und 800 Gauss.

Asthma bronchiale

Symptome

- Stoßartige Atemzüge, das entspannte Ausatmen bleibt aus
- Enge- und Druckgefühl auf der Brust
- Krampfartiger Husten

Ein Asthmaanfall ist oft von starken Ängsten begleitet, der Kranke ist ganz auf seine Lunge fixiert und kaum ansprechbar. Die Symptome können sich nach wenigen Minuten schon wieder gelegt haben, mitunter dauern sie jedoch auch mehrere Stunden oder Tage.

Ursachen

Bei Patienten im Alter von bis zu 40 Jahren wird Asthma bronchiale zu 90 Prozent aller Fälle durch eine Allergie verursacht. Bei Patienten im Alter von über 40 Jahren entsteht es oft in Begleitung von Emphysemen (eine Vergrößerung des Luftraums durch die Zerstörung von Atemgewebe) und anderen Lungenkrankheiten. Bronchien, Atemmuskeln und Allergien besitzen jedoch einen starken Bezug zur Psyche. Asthmatische Anfälle treten unter seelischen Belastungen besonders häufig auf.

Mit Magneten heilen

Die nordpolare Seite der Magnetpflaster entspannt die glatte Muskulatur in den Atemwegen.

Ein Pflaster wird genau zwischen den inneren Enden der Schlüsselbeine aufgesetzt. Die anderen beiden Befestigungspunkte findet man, indem man die Schlüsselbeine abtastet. In ihrer Mitte entdeckt man eine Vorwölbung; einen Finger breit unterhalb dieser Stelle werden die Pflaster mit den Magneten festgeklebt. Ergänzend dazu können auch auf dem Rücken zwei nordpolare Pflaster vier Zentimeter neben der Wirbelsäule zwischen dem dritten und vierten Rückenwirbel aufgeklebt werden.

Allergisches Asthma kann ursächlich nur über eine Hyposensibilisierung (Immuntherapie) beim Allergologen behandelt werden. Magnete können allenfalls symptomlindernd wirken.

Blasenentzündung

Symptome

- Zunehmender Harndrang, auch bei geringer Flüssigkeitszufuhr
- Schmerzen beim Harnlassen
- Trübe, manchmal auch blutige Verfärbung des Urins

Die Blasenentzündung tritt in der Regel sehr plötzlich auf. Typisch ist der starke, krampfartige Schmerz nach dem Ablassen des Urins.

Neben kalten Füßen und einem unterkühlten Unterleib können auch innere Konflikte, Stress und Angst Auslöser einer Blasenentzündung sein.

Ursachen

Hauptursache sind Bakterien, die durch kalte Füße und einen unterkühlten Unterleib die idealen Bedingungen vorfinden, um sich in der Blase festzusetzen. Allerdings fördert auch feuchte Wärme die Vermehrung der Bakterien. Frauen sind zehnmal häufiger betroffen als Männer, da die weibliche Harnröhre kürzer ist. Bakterien haben es dadurch leichter, bis in die Blase vorzudringen. Sobald Fieber hinzukommt, muss der Arzt aufgesucht werden, da es sich um eine Entzündung der Harnleiter oder der Nieren handeln kann.

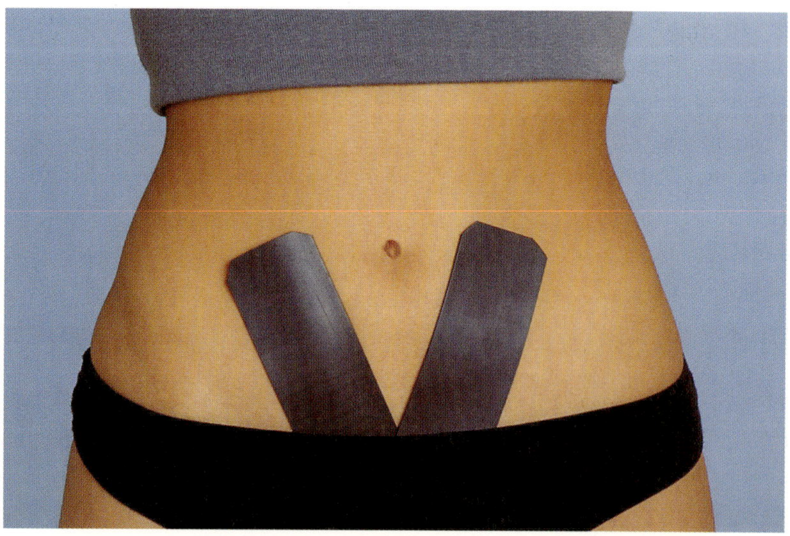

Zusätzlich zu den Magnetfolien sollten bei einer Blasenentzündung Nieren- und Blasengegend möglichst warm gehalten werden.

Mit Magneten heilen

Magnete wirken durchblutungsfördernd und hemmen außerdem das Wachstum der Bakterien in den Harnwegen.
Die Anwendung erfolgt über wechselpolare, rechteckige Magnetfolien (Größe etwa 90 mal 150 Millimeter), die im spitzen Winkel zueinander zwischen Bauchnabel und Schambein aufgebracht werden (siehe Abbildung Seite 34). Ergänzend dazu kann Wasser getrunken werden (ca. ein halber Liter pro Tag), das per Nordpolmagnet magnetisiert wurde.

Depressive Verstimmungen und Depressionen

Symptome

Wie sich diese Symptome im Einzelfall präsentieren, kann von Person zu Person sehr unterschiedlich sein. Die häufigsten sind:

- Müdigkeit und Energieverlust
- Schuldgefühle oder das Gefühl, nutzlos zu sein
- Nachlassende Lebensfreude
- Nachlassendes Interesse an gewohnten Vorlieben oder Aktivitäten
- Appetitstörungen (wobei sowohl Appetitlosigkeit als auch ein verstärkter Essdrang vorkommen können)
- Schlafstörungen
- Unentschlossenheit
- Angst, innere Unruhe
- In schlimmeren Fällen: Selbstmordgedanken

Ursachen

Das Erbgut

Depressionen sind vermutlich teilweise genetisch bedingt. Gibt es in der engeren Verwandtschaft eine Person, die an Depressionen leidet, so liegt das eigene Erkrankungsrisiko bei 10 bis 20 Prozent.

Bei einer Winterdepression empfiehlt sich zur Ergänzung der Magnettherapie eine Behandlung mit Johanniskraut. Diese Heilpflanze verbessert die so genannte Lichtutilisation, d. h., sie sorgt dafür, dass unser Gehirn die knappen Lichtmengen im Winter besser ausnutzen kann.

Störungen im Neurotransmitterhaushalt

Depressive Patienten zeigen in der Regel eine verringerte Aktivität des »Gute-Laune-Hormons« Serotonin und in der Nacht eine verringerte Aktivität von Melatonin, einem Hormon, das eigentlich zu den wichtigen Steuerungsinstrumenten eines erholsamen Schlafs gehört. Diese beiden Faktoren können möglicherweise durch Magnete positiv beeinflusst werden.

Erlernte Verhaltensweisen

Wer als Kind lernt, ein halb volles Glas mit Wasser grundsätzlich als halb leeres Glas und die Welt eher von der pessimistischen Seite aus zu betrachten, besitzt ein höheres Risiko, an Depressionen zu leiden als ein Mensch, dem von seiner Umgebung Optimismus und Lebensfreude vermittelt wird. Allerdings hat die Geschichte einige Besonderheiten wie etwa den Philosophen Arthur Schopenhauer (1788–1860) zu bieten, der die Welt als »ewigliches Leiden« ansah und dennoch voller Schaffenskraft und Lebensfreude war.

Ärzte unterscheiden zwischen einer depressiven Verstimmung und einer Depression. Letztere ist eine ernste psychische Erkrankung; Betroffene brauchen unbedingt nervenärztliche und psychologische Betreuung.

Bestimmte Ereignisse

Trauerfälle, Trennungen, Scheidungen, berufliche und finanzielle Rückschläge, unglückliche Liebe – alles, was uns in irgendeiner Weise frustriert, kann die Entstehung einer Depression begünstigen. Besonders gefährlich sind Lebenskrisen, die eine längere Zeit der Untätigkeit und sozialen Isolation mit sich bringen, wie z. B. Arbeitslosigkeit.

Depressionen selbst behandeln?

- Bei schweren Depressionen besteht erhöhte Selbstmordgefahr, die Betroffenen sind außerstande, ihrem Beruf nachzugehen oder an familiären Aktivitäten teilzunehmen. Diese Patienten müssen in fachärztliche Behandlung (Psychiater).
- Bei leichten und mittleren Depressionen besteht keine Selbstmordgefahr, die Betroffenen sind auch imstande, ihren Beruf auszuüben und sich in der Familie zu integrieren. Hier besitzt eine Magnettherapie relativ gute Erfolgsaussichten.

Mit Magneten heilen

Magnetische Kräfte besitzen nachgewiesenermaßen einen großen Einfluss auf unsere Psyche, wobei allerdings die exakten Wirkmechanismen noch nicht abschließend geklärt sind. Eine Studie am Technion-Israel-Institut in Haifa konnte zeigen, dass Magnetkräfte die Gehirnaktivität stimulieren und dadurch schwere Depressionen lindern können. Es muss allerdings hinzugefügt werden, dass in dieser Studie mit elektromagnetischen Geräten gearbeitet wurde, so dass sich die Ergebnisse nicht ohne weiteres auf die Anwendung mit Dauermagneten übertragen lassen. Dennoch muss auch diesen Magneten eine Therapiechance bei leichten und mittleren depressiven Verstimmungen eingeräumt werden.
Die Anwendung erfolgt traditionell mit vier großen Blockmagneten mit einer Feldstärke von 2000 bis 3000 Gauss (0,2 bis 0,3 Tesla). Für die Anwendung ziehen Sie zunächst einmal die Socken aus. Dann setzen Sie sich auf einen Stuhl, rücken nahe an einen Tisch, auf dem Sie bequem Ihre Ellbogen und Hände ablegen können. Der linke Fuß ruht auf dem Südpol, der rechte auf dem Nordpol eines Magnets. Bei den Händen gehen Sie umgekehrt vor: Die linke Hand liegt auf dem Nord-, die rechte auf dem Südpol. Die Anwendung dauert 15 Minuten und sollte zweimal täglich erfolgen.

Es gibt für depressive Menschen kein besseres Umfeld als eine intakte Familie und das gewohnte Heim. Häufig ist es falsch, den Kranken in Kur oder in Urlaub zu schicken. Dort käme er in eine fremde Umgebung, was seine psychische Angespanntheit unter Umständen nur verstärken würde.

Was sonst noch hilft

Depressive Menschen sind für ihre Familie und Freunde meist eine starke nervliche Belastung, da häufig kein Anlass für ihre Antriebslosigkeit und andauernde Missstimmung erkennbar ist. Sie gelten bald als faul, wehleidig und undankbar, da alle guten Ratschläge scheinbar von ihnen abprallen. Es ist aber sehr wichtig, den Patienten weiterhin ins Familienleben bzw. in Aktivitäten im Freundeskreis einzubeziehen und ihm ein gewisses Maß an Leistung abzuverlangen – auch wenn der Betroffene nichts als »seine Ruhe« haben will. Zu viel Schlaf, zu wenig körperliche Bewegung, ein aus den Fugen geratener Tagesrhythmus und Einsamkeit führen immer tiefer in die Depression.

Frostbeulen

Symptome

- Erstes Stadium: rötliche oder bläuliche Hautverfärbung
- Zweites Stadium: Anschwellungen (Ödeme)
- Drittes Stadium: schmerzhafter Knoten
- Viertes Stadium: Erfrierung mit Gewebeuntergang

Ursachen

Die Frostbeulen tragen eigentlich einen falschen Namen. Denn am häufigsten entstehen sie nicht bei Eis und Schnee, sondern bei nasskaltem Wetter mit Temperaturen von 1 bis 4 °C. Besonders gefährdet sind Frauen; etwa jede dritte Frau erleidet im Winter mindestens einmal Frostbeulen an Händen oder Füßen, weil sie sich nicht witterungsgerecht kleidet!

Achtung Frostbeulen und Erfrierungen niemals plötzlich erwärmen, z. B. durch heißes Wasser oder an der Heizung!

Falls die Magnettherapie nicht innerhalb eines Tages ein deutliches Nachlassen der Beschwerden bringt, sind möglicherweise doch größere Teile des Gewebes geschädigt. Gehen Sie dann in jedem Fall zu einem Arzt.

Mit Magneten heilen

Frostbeulen sind ein Schutzmechanismus unseres Körpers. Wenn es kalt wird, drosselt er an exponierten Stellen (Füße, Hände, Nase) die Hautdurchblutung, um so die Temperatur im Körperinneren besser halten zu können. Längerfristige Blutdrosselung bewirkt jedoch einen Sauerstoffmangel im Gewebe, der zu Frostbeulen und im schlimmsten Fall zu akuten Erfrierungen mit kompletten Gewebeuntergängen führen kann. Magnete können helfen, indem sie zum einen die Durchblutung und zum anderen die Sauerstoffversorgung im betroffenen Hautgewebe verbessern.

Die Anwendung sollte allerdings nur durch wechselpolare Magnetfolien erfolgen, da diese die größte Hautwärme und damit auch den besten Durchblutungseffekt erzeugen. Kleben Sie die Magnetfolien für mehrere Stunden täglich auf die betroffenen Hautstellen.

Gallenblasenentzündung

Symptome

- Schmerzen im rechten Oberbauch, eventuell zur Schulter ziehend
- Fieber
- Schüttelfrost
- Erbrechen
- Manchmal leichte Gelbsucht

Diese Symptome sind typisch für eine akute Gallenblasenentzündung, obwohl sie nicht unbedingt alle auftreten müssen.

Beim Vorhandensein von Gallensteinen (häufigste Ursache einer Entzündung der Gallenblase) kann es auch zur Kolik kommen, zu plötzlich einsetzenden Schmerzen, die vom rechten Oberbauch bis zum Rücken und zur rechten Schulter hin ausstrahlen. In diesem Fall hilft jedoch nur noch der Einsatz von stark schmerzstillenden und krampflösenden Medikamenten als Injektion oder Zäpfchen. Die chronische Gallenblasenentzündung verläuft in der Regel beschwerdefrei, kann aber auf lange Sicht die Entwicklung eines Gallenblasenkarzinoms (eine relativ häufig auftretende Krebsart) begünstigen.

Die erkrankte Gallenblase sollte nicht vorschnell operiert werden. In ihr wird die Gallenflüssigkeit präzise konzentriert und dosiert, um für einen reibungslosen Verlauf der Fettverdauung zu sorgen. Das Entfernen der Gallenblase führt in vielen Fällen zu Verdauungsproblemen.

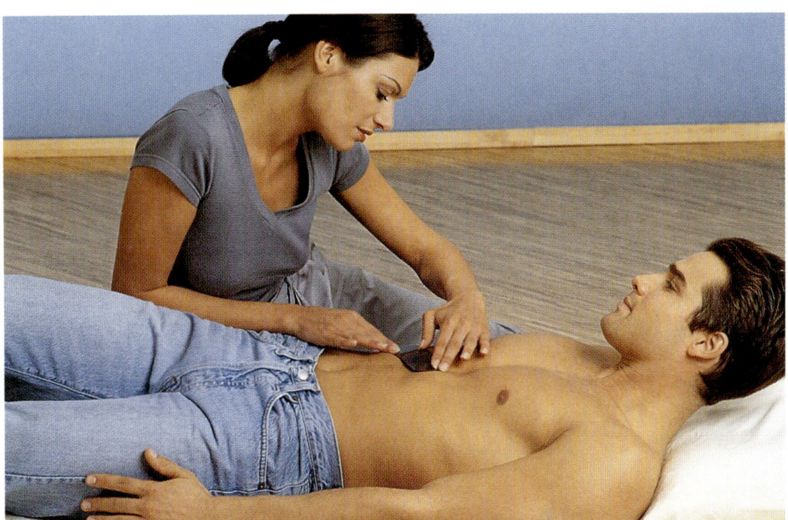

Die Magnetfolie sollte bei einer Gallenblasenentzündung genau auf die schmerzende Stelle geklebt werden. Diese Behandlung kann auch als Vorbeugung gegen Gallensteine angewendet werden.

Achtung Bei einer akuten Gallenblasenentzündung ist die sofortige Einweisung ins Krankenhaus unumgänglich. Als gefürchtete (aber seltene) Komplikation kann die Gallenblase platzen und eine eitrige Bauchfellentzündung nach sich ziehen.

Ursachen

Gallenblase und Gallengänge bilden ein kompliziertes und recht störungsanfälliges Organsystem, das eng mit der Leber verbunden ist. Zu den klassischen Auslösern von Gallenblasenerkrankungen zählen Stress (vor allem Ärger und Hektik) sowie falsche Ernährung (zu viele tierische Fette). Gallenblasenentzündungen entwickeln sich häufig bei Personen mit Gallensteinen. Es können aber auch Infektionen als Ursache infrage kommen. Manchmal tritt die Krankheit auch als Folge von schweren Unfällen, Verbrennungen oder Operationen auf.

Mit Magneten heilen

Magnete verbessern den Gallenfluss und die Durchblutung der Gallenblase. Auch die leicht antibiotische Wirkung von Magneten das Entstehen von Infekten in den Gallenwegen verhindern.
Die Anwendung erfolgt am besten über rechteckige, wechselpolare Magnetfolien (50 mal 120 oder 90 mal 150 Millimeter), die auf der schmerzenden Stelle befestigt werden. Das Anbringen einer wechselpolaren Folie ist auch bei einer Gallenkolik als Erste-Hilfe-Maßnahme sinnvoll (siehe Abbildung Seite 39).

Auch mit etwas sportlicher Betätigung können Sie einem Hexenschuss vorbeugen. Regelmäßige Gymnastik, die die Rücken- und die Bauchmuskulatur stärkt, ist dafür ideal.

Hexenschuss

Symptome

- Der Schmerz »schießt« blitzartig in den unteren Lenden- und Kreuzwirbelbereich; die Schmerzausstrahlung reicht bis ins Gesäß bzw. in die Schulter und den Hinterkopf.

- Die Hautpartie des unteren Rückens fühlt sich kalt an.
- Der Betroffene kann sich aus seiner gebückten Position nicht mehr aufrichten.
- Jeder Bewegungsversuch verursacht neue einschießende Schmerzen; die Rückenmuskulatur ist völlig verspannt.

Ursachen

Prinzipiell können fast alle Schädigungen an der Wirbelsäule und an ihren Bändern zu einem Hexenschuss führen. Typisch für den Hexenschuss ist die Blockierung im Zwischenwirbelgelenk, auslöst durch eine Reizung der empfindlichen Nervenenden in der Gelenkkapsel. Die schockartige Verspannung der tiefen Rückenmuskeln ist ein Körperreflex, der einerseits die Wirbelsäule vor weiteren Schäden schützen soll, andererseits aber die Durchblutung verringert und zu starken Schmerzen führt. Zu den auslösenden Faktoren zählt Kälte im Rückenbereich, z. B. durch offene Fenster und Türen oder durchgeschwitzte Kleidung. Diese Kälte verschlechtert die Durchblutung in Muskeln und Gelenken – eine ideale Voraussetzung für Verletzungen. Ein weiterer Auslöser ist zu langes Sitzen, da auch hierdurch die Durchblutung verschlechtert wird. Häufig setzt der Schmerz auch schlagartig beim Anheben von Lasten mit vornüber gebeugtem Rücken (besonders oft sind Mütter von kleinen Kindern betroffen, die ihre Kinder mit dieser Bewegung heben) oder bei abrupten Drehungen der Wirbelsäule ein.

Erste Hilfe bei Hexenschuss

- Gehen Sie in die Psoashaltung: Legen Sie sich auf den Rücken, die Beine werden im 90-Grad-Winkel gebeugt und auf einem Stuhl abgelegt.
- Unter Einsatz des Zwerchfells tief aus dem Bauch atmen.
- Zusätzlich können Sie sich von jemandem sanft an der inneren Fußsohlenkante in der Nähe der Ferse massieren lassen; dort sitzen die Akupressurpunkte zur Entspannung der tiefen Rückenmuskeln.

Als natürliches Erste-Hilfe-Mittel bei Hexenschuss ist erwärmter Franzbranntwein ideal, den Sie gut auf die schmerzende Stelle reiben. Auch Einreibungen mit Johanniskrautöl (morgens und abends) können die Schmerzen lindern.

Sollte sich der Hexenschuss auch nach der Behandlung mit Magnetfolien nach einigen Tagen nicht gebessert haben, ist es notwendig einen Arzt aufzusuchen, um sicherzugehen, dass kein Bandscheibenvorfall vorliegt.

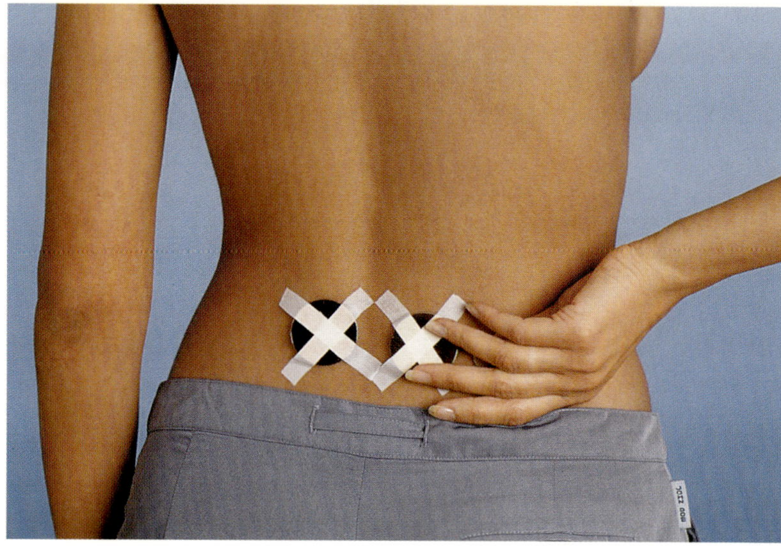

Mit Magneten heilen

Auf dem Rücken helfen am besten großflächige Magnetfolien (Magnetdurchmesser 90 Millimeter, Stärke des Magnetmaterials »forte«, also mindestens 1,5 Millimeter) mit Wechselpolfeldern, da sie die Durchblutung in den verkrampften Muskeln optimal fördern. Sie werden paarweise auf den schmerzenden Rückenpartien aufgebracht, jeweils links und rechts von der Wirbelsäule (siehe Abbildung).

Husten kann ein Symptom für zahlreiche Erkrankungen sein. Wenn Sie einen farbigen (gelbgrünen oder roten) Auswurf abhusten, starke Schmerzen beim Husten haben, sich ein Rasseln und Pfeifen bemerkbar macht oder der Husten länger als 14 Tage anhält, sollten Sie einen Arzt aufsuchen.

Husten

Symptome

- Ständiges Hüsteln oder Räuspern; diese Form ist in der Regel psychosomatisch bedingt.
- Der Reizhusten zeigt sich auch durch ein Kribbeln im Hals und ist typisch für Empfindlichkeit gegenüber Kaltluft. Er kündigt oft eine nahende Erkältung an.

▶ Tief sitzender Husten mit Schleimauswurf zeigt eine ernsthafte Erkrankung der oberen Luftwege an.

▶ Kratzender und krampfartiger Husten kann bei asthmatischen Erkrankungen und Keuchhusten auftreten.

Ursachen

Unabhängig von Art, Ursache und dem Ausmaß des Hustens – es geht bei fast jedem Husten darum, Fremdkörper aus den Atemwegen zu entfernen. Eine Ausnahme bildet das psychosomatische Räuspern; hier geht es letzten Endes darum, Fremdkörper im Sinn von psychischen Hemmungen abzuhusten.

Der Hustenreflex wird durch zahlreiche Sinneszellen in der Bronchialschleimhaut und den Atemwegen ausgelöst. Bei Reizung dieser Rezeptoren (z. B. durch Gase, Kälte oder Fremdkörper) werden Signale an das Gehirn weitergeleitet, von wo aus schließlich gezielte Befehle an die Muskeln des Oberkörpers (vor allem Rücken- und Bauchmuskeln) geschickt werden. Der Hustenreflex genießt in der Bewertungsskala unseres Gehirns eine starke Priorität – mit anderen Worten: Wenn wir uns erst einmal »eingehustet« haben, können wir nicht mehr ohne weiteres damit aufhören.

Der Hustenreiz ist lästig, aber bei vielen Erkrankungen ist er unverzichtbar, um die Bronchien von Fremdkörpern zu reinigen. Greifen Sie daher nur dann zu hustendämpfenden Medikamenten (so genannte Antitussiva), wenn es sich nicht um eine entzündliche oder infektiöse Krankheit der Atemwege handelt.

Mit Magneten heilen

Die Therapie erfolgt am besten über nordpolare Magnetpflaster, da sie die Bronchien entspannen. Außerdem beeinträchtigt ihr Magnetfeld in den Atemwegen die Lebensbedingungen für krankheitsauslösende Bakterien. Das Magnetpflaster wird am Akupressurpunkt Cha-ba-Ex angebracht. Er liegt genau zwischen den Schlüsselbeinenden über dem Brustbein (siehe Abbildung Seite 44).

Bei Reizhusten kann es außerdem sinnvoll sein, einen Nordpolmagnet am Akupressurpunkt LU 5 anzubringen, dem »Ellbogenteich«. Er liegt in der Ellbogenfalte auf der dem Daumen zugewandten Seite. Sie spüren ihn bei gebeugtem Arm deutlich als Kuhle neben der Sehne des Bizepsmuskels.

Zusätzlich zum Akupunkturpunkt Cha-ba-Ex helfen auch verschiedene Teesorten, z. B. Malventee, den Husten so schnell wie möglich auszukurieren.

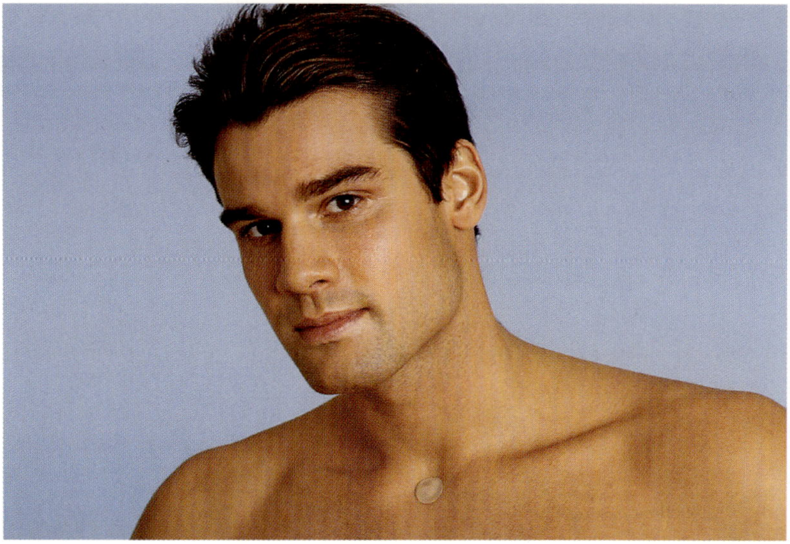

Turnschuhe provozieren die Schweißabsonderung an den Füßen. Die Socken werden mit nassem Schweiß durchtränkt und bilden gemeinsam mit dem Schuh eine regelrechte Kältekompresse. Auch Strümpfe aus Synthetik behindern die Wärmeentwicklung in der Fußhaut.

Kalte Hände und Füße

Symptome

- Hände und Füße sind kalt und in der Beweglichkeit eingeschränkt.
- Die Haut zeigt oft eine gelbweiße Farbe.
- In einigen Fällen kommt es zu starker Schweißbildung.

Ursachen

Warme Hände und Füße sind nicht selbstverständlich. Die für unser Körperzentrum typischen knapp 37 °C werden von der Hautoberfläche bei weitem nicht erreicht. Je weiter sich nämlich das Blut vom Körperinneren entfernt, desto mehr kühlt es sich ab. In der Haut beträgt seine Temperatur noch knappe 30 °C, und das Hautgewebe selbst kommt gerade noch auf 25 °C. Darüber hinaus haben Hände und Füße eine sehr exponierte Lage, sie befinden sich ja am Ende der Extremitäten und sind dadurch – selbst wenn sie unter Handschuhen oder Socken verborgen werden – den kühlen Witterungen mehr ausgesetzt als die übrigen Körperteile. Schließlich muss das Blut zu den Füßen den längsten Weg überhaupt zurücklegen. Dies erklärt, warum ausgekühlte Füße selbst dann nicht sofort warm werden, wenn sie in eine Wolldecke eingewickelt und in nächster Nähe zum Kaminfeuer oder zur Heizung abgelegt werden. Der Körper braucht einfach eine gewisse Zeit, bis er genügend Blut dorthin transportiert hat.

Dennoch können kalte Füße und kalte Hände sehr wohl krankhaft oder zumindest der Ausdruck einer krankhaften Veränderung sein. So können Vergiftungen durch Schwermetalle ebenso zu Durchblutungsstörungen in den Extremitäten führen wie Arterienverkalkung, die Raynaudsche Krankheit oder Blutunterdruck. Häufigste Ursache von kalten Füßen ist jedoch einfach nur eine falsche Bekleidung und falsches Schuhwerk.

Als wirksame Therapie von Durchblutungsstörungen an Händen und Füßen hat sich vor allem autogenes Training durchgesetzt. Es sollte allerdings bei einem Experten erlernt werden. Kurse für autogenes Training gibt es bereits an fast allen öffentlichen Einrichtungen der Erwachsenenbildung.

Mit Magneten heilen

Magnete fördern die Durchblutung und sorgen damit für eine bessere Sauerstoffversorgung und Durchwärmung in den betroffenen Körperteilen. Besonders effektiv sind in dieser Hinsicht die wechselpolaren Magnetfolien.

Die Anwendung kann mit den handelsüblichen Magnetfolien erfolgen. Nachteil dieser Folien ist allerdings, dass sie aufgrund ihres einfachen, kreisrunden oder rechteckigen Schnitts nur kleine Teile der Haut an Händen und Füßen abdecken können.

Magnetische Handschuhe und Einlegesohlen

Für Hände und Füße sind daher spezielle Einlegesohlen und Handschuhe, in denen wechselpolare Magnetstreifen verarbeitet wurden, besser geeignet. Im deutschsprachigen Raum findet man sie allerdings nur sehr selten, vor allem magnetische Handschuhe sind hierzulande äußerst schwer zu bekommen. Auf dem internationalen Markt sieht es aber schon anders aus. Im Internet findet man sehr viele Anbieter, die auch Spezialanfertigungen mit Magneten für Hände und Füße im Sortiment haben. Die entsprechenden Adressen finden Sie im Anhang (siehe Seite 93).

Karpaltunnelsyndrom

Symptome

- Taubheit und Schwäche von Daumen, Zeige- und Mittelfinger
- Die Hand »kribbelt«, in schweren Fällen kommt es zu starken Schmerzen, die bis in die Schulter ausstrahlen können und in der Nacht besonders stark sind.

Magnete lindern die Symptome des Karpaltunnelsyndroms, eine dauerhafte Heilung erzielen sie jedoch in der Regel nicht. Dazu bedarf es einer Reduzierung des Körpergewichts oder in schweren Fällen eines operativen Eingriffs, bei dem der Handwurzelkanal erweitert wird.

Ursachen

Hauptursache des Karpaltunnelsyndroms ist eine Verengung des so genannten Handwurzelkanals, durch den die Nervenfasern zu den Fingern verlaufen. Diese Verengung wird wiederum ausgelöst durch Ödeme (Wasseransammlungen) im Bereich des Handgelenks, die zu den typischen Begleitsymptomen von Übergewicht und Stoffwechselstörungen, aber auch von einer Schwangerschaft gehören.
Zu den weiteren Auslösern der Erkrankung zählt das längere und wiederholte Arbeiten mit gebeugten Fingern bei angewinkeltem Handgelenk, da auch hierdurch der Handwurzelkanal verengt wird und es zu einer Druckerhöhung an den Fingernerven kommt.
Derartige Arbeiten sind typisch für die Tätigkeit einer Hausfrau, weswegen auch Frauen deutlich häufiger vom Karpaltunnelsyndrom betroffen sind.

Mit Magneten heilen

Das Einreiben von Salben auf das betroffene Handgelenk hilft meistens nur wenig, da ihre Wirkstoffe nicht in die tieferen Gewebeschichten gelangen. Die Magnettherapie hat größere Heilungschancen, denn die Magnetkräfte dringen auch in den tiefen Sehnen- und Gelenkbereich vor, um dort die Durchblutung und den Abtransport überschüssiger Wassermengen zu fördern. Darüber hinaus führen sie zu einer direkten Schmerzhemmung. Die symptomorientierte Behandlung des Karpaltunnelsyndroms gehört zu den Stärken der Magnettherapie.

Die Anwendung erfolgt über wechselpolare Magnetfolien, die ober- und unterhalb des betroffenen Handgelenks aufgeklebt werden. Die Größe der Folien richtet sich nach der Größe des Handgelenks. Im Handel – vor allem im Internetmarkt – gibt es auch schon spezielle Magnetbandagen für das Karpaltunnelsyndrom. Die betreffenden Adressen erfahren Sie im Anhang (siehe Seite 93).

Magenschmerzen

Symptome

- Schmerzen im oberen Bauchbereich
- Druckgefühl
- Sodbrennen
- Übelkeit und Erbrechen

Ursachen

Die häufigste Ursache ist einfach ein überforderter Magen infolge von falscher Ernährung: Zu viel, zu fettreiches oder verdorbenes Essen, aber auch hastiges Essen oder zu warme bzw. zu kalte Speisen verursachen Magenstörungen. Häufig sind auch seelische Ursachen an Magenbeschwerden schuld, wie z. B. Aufregung, Angst, berufliche und private Stresssituationen.

Die akute Magenschleimhautentzündung kann auch durch stark reizende Genussmittel wie Spirituosen, Süßigkeiten oder Tabakrauch ausgelöst werden, besonders wenn sie auf nüchternen Magen konsumiert werden. Die chronische Gastritis wird nach neueren Erkenntnissen zu einem hohen Prozentsatz durch den Krankheitserreger Helicobacter pylori verursacht. Dieser Keim führt dazu, dass die Schleimhaut für Säure angreifbar wird.

Magen- und Zwölffingerdarmgeschwüre verursachen über lange Zeit immer wiederkehrende Beschwerden und müssen vom Facharzt untersucht und behandelt werden.

Wenn Bauchschmerzen plötzlich und heftig beginnen und von Erbrechen, starkem Aufgeblähtsein, Fieber, keuchender Atmung oder rasendem Puls begleitet werden, müssen Sie sofort den Notarzt verständigen.

Mit Magneten heilen

Magnetfelder entspannen die Magenwände und schaffen außerdem ungünstige Lebensbedingungen für parasitäre Bakterien.
Die Anwendung erfolgt über wechselpolare Magnetfolien, die eine möglichst große Oberfläche (mindestens 50 mal 120 Millimeter) haben sollten. Befestigen Sie diese Folien auf einer gedachten Senkrechtlinie zwischen Bauchnabel und Brustbein, die Unterkante liegt etwa zwei Finger breit über dem Nabel (siehe Abbildung).

Bei wechselpolaren Magnetfolien kann sich schon eine Stunde nach dem Aufkleben eine deutliche Erwärmung auf der Haut bemerkbar machen. Dies ist ein sicheres Zeichen dafür, dass die Blutgefäße gut auf die Wechselpolmagnetfelder reagieren.

Was zusätzlich hilft

Bei einer Überlastung des Magens hilft am besten kurzfristiges Fasten und leichte Kost an den folgenden Tagen. Gelegentliches Sodbrennen kann man mildern, indem man eine Scheibe trockenes, gut abgelagertes Brot isst. Nervösen Magenbeschwerden muss man auf den Grund gehen – also möglichst die Stressursache ausschalten oder Entspannungstechniken lernen, die zu mehr Gelassenheit verhelfen. Bei Magenschmerzen, die durch Säuremangel oder Säureüberschuss im Magensaft verursacht wurden, können Medikamente helfen.

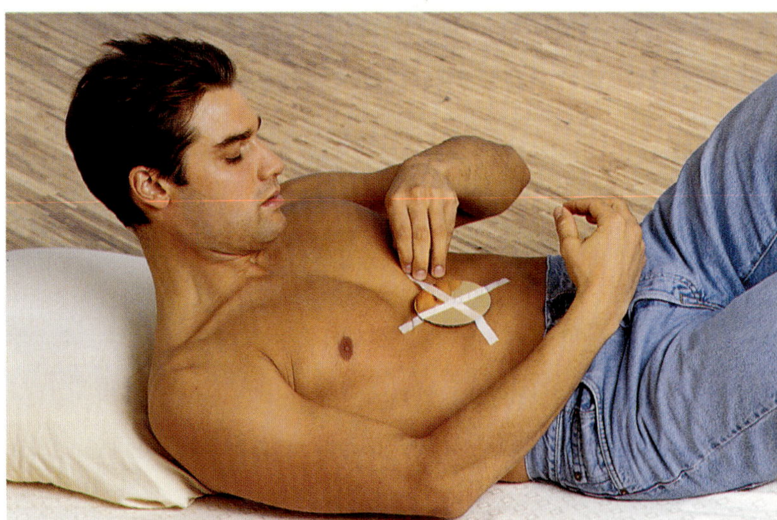

Ruhe und Entspannung können zusätzlich zur Magnetanwendung helfen, Magenbeschwerden möglichst schnell zu lindern.

Homöopathie als Ergänzung

Homöopathische Mittel bilden traditionell eine wirksame Ergänzung zur Magnettherapie. Sie setzen allerdings eine präzise Beobachtung der Symptome und Begleitumstände der Erkrankung voraus, weil sie nicht nur auf die Behandlung einzelner Beschwerden abzielen, sondern auf den Menschen in seiner Gesamtheit wirken sollen.

Geeignete Mittel

▶ Nux vomica D6
Für reizbare und ehrgeizige Menschen, die gerne viel und würzig essen und häufig an Sodbrennen, Völlegefühl und Schmerzen im Oberbauch leiden
Dosierung: 3-mal täglich 1 bis 2 Tabletten vor den Mahlzeiten

▶ Bryonia D6
Bei »erkältetem« Magen infolge von kalten Getränken, großen Portionen Eis oder einer sehr plötzlichen Abkühlung der Umgebungstemperatur
Dosierung: stündlich 1 Tablette bis zum Abklingen der Beschwerden

▶ Magnesium phosphoricum D6
Bei Krämpfen im Bauch und starken Blähungen. Die Beschwerden bessern sich durch Druck und Wärme.
Dosierung: stündlich 1 Tablette bis zum Abklingen der Beschwerden

▶ Ignatia D6
Bei Beschwerden infolge von seelischen Rückschlägen wie Trauer und Kummer, die auf den Magen geschlagen sind
Dosierung: 3-mal täglich 1 bis 2 Tabletten

▶ Carbo vegetabilis Pentarkan
Hilft bei plötzlichen Magenkrämpfen, die von Aufstoßen oder Blähungen begleitet werden
Dosierung: stündlich 1 Tablette bis zum Abklingen der Beschwerden

▶ Staphisagria D6
Für introvertierte Menschen bei angestautem Ärger und angestauten inneren Konflikten, die im Magen »verarbeitet« werden
Dosierung: 3-mal täglich 1 bis 2 Tabletten

Gehen Sie zu Ihrem Hausarzt, wenn Ihre Magenstörungen und -schmerzen trotz Selbstbehandlung länger als zwei Wochen anhalten oder immer wiederkehren. Den Beschwerden können ernst zu nehmende Krankheiten zugrunde liegen.

Menstruationsbeschwerden

Symptome

- Zu starke oder zu schwache Regelblutung
- Schmerzhaft spannende Brüste
- Krampfartige Schmerzen im Unterleib
- Rückenschmerzen
- Übelkeit, Erbrechen
- Verdauungsprobleme
- Depressive Verstimmung
- Zwischenblutungen
- Mögliche Komplikationen: schleichende Blutarmut mit Konzentrations- und Kreislaufschwäche

Koffein sorgt für Unruhe und Angespanntheit. Dadurch können sich die Schmerzen während der Monatsblutung verstärken. Meiden Sie daher in dieser Zeit Energydrinks, Colagetränke, Kaffee und schwarzen Tee!

Ursachen

Die Ursachen können organisch, hormonell oder auch psychisch bedingt sein. Zu viel Stress, seelische Belastungen, z. B. Angst, aber auch gutartige Gewebebildungen in der Gebärmutter können die Ursachen sein. Manchmal ist die Gebärmutter auch zu klein oder der Gebärmutterhals zu stark nach hinten oder vorn geneigt, so dass sich das Blut staut. Doch auch bestimmte Verhütungsmittel wie z. B. das Intrauterinpessar (»Spirale«) und die Antibabypille können Menstruationsbeschwerden auslösen.

Mit Magneten heilen

Die Nordpolkraft der Magnete wirkt krampflösend und entspannend auf die Gebärmutter.
Die Behandlung erfolgt daher mit nordpolaren Magnetpflastern. Sie werden in drei Paaren auf den Unterleib angebracht (»Reißverschlussmuster«). Das erste Paar liegt zwei Finger breit unterhalb des Bauchnabels, die nächsten Paare folgen im gleichen Abstand (siehe Abbildung Seite 51).

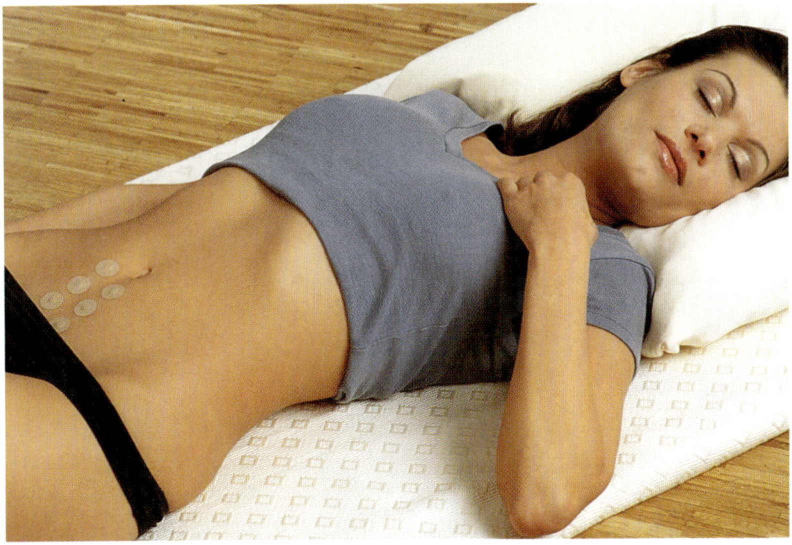

Wer an Menstruationsbeschwerden leidet, sollte sich ruhig mal eine Auszeit gönnen. Entspannen Sie sich z. B. mit Hilfe der Aromatherapie. Ein paar Tropfen eines Aromaöls (z. B. Zypressen- oder Majoranöl) wirken Wunder.

Migräne

Symptome

- Meistens halbseitig auftretender Kopfschmerz
- Schwindelgefühle
- Übelkeit, Erbrechen
- Licht- und Lärmempfindlichkeit
- Sehstörungen (z. B. Augenflimmern)
- Sprachstörungen

Bei einigen Patienten kündigt sich die eigentliche Schmerzattacke vorher durch eine Aura an: Sternchen vor den Augen, Einschränkung des Gesichtsfelds, Schwindel, Hautkribbeln, Sprachprobleme.

Migräneursachen bei Erwachsenen

Bei Erwachsenen leiden vor allem kopfgesteuerte Menschen, die nur sehr schwer vom Alltag abschalten können, unter Migräne. Dafür sprechen auch die Beobachtungen von Physiologen, die beim Gehirn

25 Prozent aller Frauen leiden an Migräne, gegenüber acht Prozent bei den Männern. Gründe dafür sind Unterschiede im Hormonhaushalt und die weibliche Veranlagung zu Blutunterdruck, der die Mangeldurchblutung im Gehirn begünstigt.

Kopfschmerzen sind bei Kindern in Deutschland überaus häufig. Eine Umfrage an einer Wuppertaler Schule ergab, dass bereits 80 Prozent aller Kinder bis zum zwölften Lebensjahr schon Kopfschmerzerfahrung haben, wovon 15 Prozent als behandlungsbedürftig gelten.

von Migränepatienten ein überdurchschnittlich aktives EEG (Elektroenzephalogramm) messen konnten. Migränepatienten stehen also praktisch fortwährend unter Strom und können sich nur schwer entspannen. Darüber hinaus neigen Sie dazu, auch alltägliche Probleme mit größter Konzentration anzugehen.
Migräne, möglicherweise ausgelöst durch eine Fehlsteuerung der Gefäßnerven, die dann zu einer Verkrampfung der Hirngefäße führt, ist oftmals eine Aufforderung, innere Spannungen zu lösen und Pausen einzulegen. Doch auch zu viel oder zu wenig Schlaf und Stress (auch positiver Stress, so genannter Eustress) können die Auslöser sein. Aber nicht nur psychische Faktoren spielen eine Rolle. Bei Frauen besteht oft auch ein zeitlicher Zusammenhang mit der Menstruation, und auch plötzliche Wetterumschwünge oder starke Lichtreize können Migräneattacken auslösen. Manche Patienten reagieren auf histaminhaltige Nahrungsmittel wie beispielsweise gereiften Käse und Rotwein.

Migräneursachen bei Kindern

Migräne bei Kindern wird hauptsächlich durch Überlastungen wie zu langes Fernsehen und zu langes Sitzen vor dem Computer ausgelöst. Einige Kinder sitzen mehr als sechs Stunden vor irgendeinem Bildschirm – Augen und Nervensystem sind hier weit überfordert. Häufiger Ärger und Stress in Schule und Familie können ebenfalls zur Migräne führen.
Wenn die Kinder beinahe täglich, vor allem nach den Mahlzeiten, unter schmerzhaften Migräneattacken leiden, kann auch eine Unverträglichkeit auf bestimmte Nahrungsmittel vorliegen. Häufigste Migräneauslöser sind dabei Konservierungs- und Lebensmittelfarbstoffe, die sich besonders in süßen Getränken (z. B. Limonade, Colagetränke), Süßigkeiten (z. B. Gummibärchen) und Dosenmahlzeiten befinden. Durch eine Ernährungsumstellung müssen die betreffenden Stoffe herauskristallisiert werden, um schließlich zu einer gezielten Migränediät zu gelangen. Oftmals reicht es jedoch schon aus, einfach die Süßigkeiten vom Speiseplan zu streichen.

Wenn Ihr Kind unter Migräne leidet

▶ Ablenkung hilft
Ermutigen Sie Ihr Kind, seine normalen Aktivitäten beizubehalten (außer bei sehr starken Schmerzen).

▶ Nicht dramatisieren
Fördern Sie einen ruhigen und sachlichen Umgang mit den Schmerzen. Dazu gehört, dass auch Sie selbst die Schmerzen Ihres Kindes nicht überdramatisieren sollten, indem Sie Ihr Kind zu sehr schonen und es bei einem Migräneanfall zu sehr verwöhnen.

▶ Das Kind ernst nehmen
Zweifeln Sie nicht daran, dass Ihr Kind wirklich Schmerzen hat. Ein Infragestellen der Kopfschmerzen führt nur zu vermehrtem Schmerzverhalten, um mehr Aufmerksamkeit zu bekommen.

▶ Entspannungsübungen
Ermutigen Sie Ihr Kind, dort, wo es möglich ist, Entspannungsphasen einzulegen. Es gibt an vielen Volkshochschulen bereits Kurse, in denen auch Kinder autogenes Training oder andere Entspannungsübungen lernen können.

▶ Tapferes Vorbild
Seien Sie ein gutes Vorbild! Denn, wenn Sie selbst zu sehr an Ihren eigenen Schmerzen leiden, wird Ihr Kind dieses Verhalten natürlich sehr schnell von Ihnen übernehmen.

▶ Jammern gilt nicht
Zeigen Sie gegenüber den Schmerzausdrücken Ihres Kindes eine gewisse Ignoranz. Exzessives Jammern gilt es zu überhören. Erlauben Sie auch nicht, dass Ihr Kind aufgrund von Kopfschmerzen seine Pflichten vernachlässigt oder die Situation ausnützt. Falls die Schmerzen aber tatsächlich zu stark sind, sollten die Pflichten erst dann erledigt werden, wenn der Migräneanfall vorüber ist.

▶ Kein »Krankheitsgewinn«
Räumen Sie Ihrem Kind keine Privilegien für seine Schmerzen ein! Wenn Ihr Kind krank ist, sollte es zu Hause bleiben, ohne dabei vor dem Fernseher liegen oder anderen Vergnügungen nachgehen zu dürfen. Das soll keine Strafe sein, aber es sollte auch keinen »Gewinn« aus seiner Krankheit ziehen.

Für Eltern kranker Kinder ist es nicht leicht, die Balance zwischen Fürsorglichkeit und unangemessener Verwöhnung zu halten. Ihr eigenes Verhalten hat jedoch großen Einfluss darauf, wie ihr Kind im Erwachsenenalter mit Krankheit und Beschwerden umgehen wird.

Mit Magneten heilen

Magnete wirken kühlend und schmerzlindernd. Darüber hinaus stabilisieren sie den Blutfluss zum Gehirn.

Die Anwendung erfolgt über nordpolare Magnetpflaster, die auf den klassischen Akupressurpunkten der Migräne befestigt werden. Eine andere Möglichkeit besteht darin, mit den Nordpolmagneten die betreffenden Punkte für einige Minuten zu massieren. Auf diese Weise werden Magnettherapie und Akupressur miteinander kombiniert.

Die Akupressurpunkte sind:

- Tai Yang: Dieser Akumassagepunkt (»Die Sonne«) liegt etwa eineinhalb Finger breit hinter und knapp unterhalb des äußeren Endes der Augenbrauen. Suchen Sie diesen Punkt mit Hilfe eines Spiegels. Sie befinden sich an der richtigen Stelle, wenn Sie eine Vertiefung spüren.
- Pian Tou Dian: Dieser Punkt liegt am Mittelgelenk des Ringfingers, und zwar auf der dem kleinen Finger zugewandten Seite (siehe Abbildung).
- LU 7: Dieser Punkt liegt auf der Innenseite des Unterarms, zwei Finger breit vor dem Handwurzelgelenk, direkt neben den Sehnen auf der Daumenseite (siehe Abbildung).

Die Akupressurpunkte gibt es zweifach, einen pro Körperhälfte. Es genügt jedoch, eine Seite zu behandeln. Massieren Sie mit dem Magnet die gegenüberliegende Seite des Migräneschmerzes, also bei rechtsseitiger Migräne Mittelfinger, Unterarm und Kopf der linken Seite.

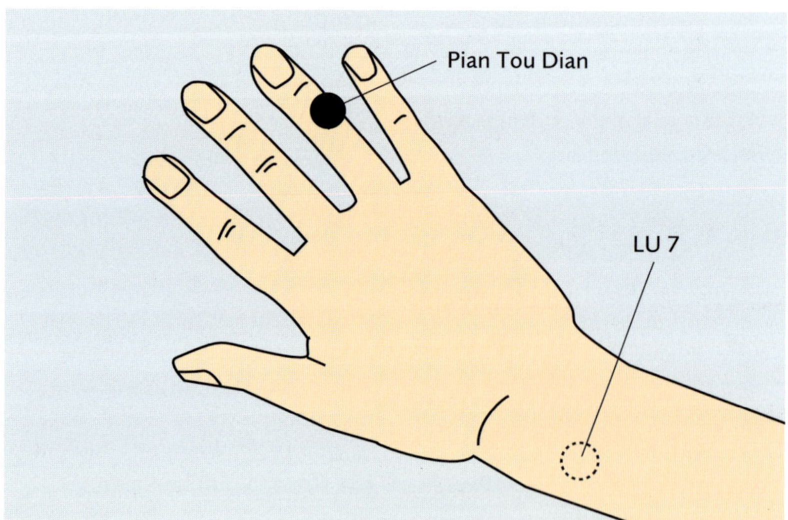

Nicht nur die Anwendung von Magneten, auch eine Massage der Akupressurpunkte Pian Tou Dian oder LU 7 hilft, Migräneschmerzen wirksam zu lindern.

Muskelkater

Symptome

▶ Muskelschmerzen, etwa 24 bis 36 Stunden nach intensiver körperlicher Belastung
▶ Die Beweglichkeit des Muskels ist kurzzeitig eingeschränkt.
▶ Der Muskelkaterschmerz tritt nicht punktuell auf, sondern verteilt sich über relativ große Muskelflächen.

Ursachen

Ein Muskelkater ist die schmerzhafte Folge von mikroskopischen Verletzungen, winzigen Rissen in den Muskulaturfasern und einer Überladung der Muskeln mit Milchsäure. Diese Schäden werden durch nachgebende Bewegungen (beispielsweise durch Liegestützen und Bergabwanderungen) und durch hohe Milchsäurekonzentrationen aufgrund hoher Belastungen oder aufgrund eines schlechten Trainingszustands provoziert.
Wegen dieser hohen Belastung muss der Muskel sehr viel Energie bereitstellen. Reicht dazu aber die herkömmliche Art der Nährstoffverbrennung nicht mehr aus, greift der Muskel auf eine andere Art der Energiegewinnung zurück. Die Zuckermoleküle werden daraufhin nur noch unvollständig zerlegt, und zu viel Milchsäure bleibt in den Muskeln zurück.

Mit Magneten heilen

Magnete fördern die Durchblutung und unterstützen dadurch den Abtransport von Stoffwechselzwischenprodukten und geschädigtem Zellmaterial aus den »verkaterten« Muskeln. Darüber hinaus wirken sie schmerzhemmend.
Die Anwendung erfolgt am besten über großflächige (mindestens 50 mal 129 Millimeter) Folien mit wechselpolarem Magnetfeld. Befestigen Sie diese Folien direkt auf dem schmerzhaften Muskelareal.

Viele Hobbysportler erzählen von Muskelkaterschmerzen, die sie eine Woche lang geplagt hätten. Ein Irrtum! Muskelkater ist nach spätestens drei Tagen verschwunden; die betreffenden Sportler hatten wohl vielmehr eine Muskelzerrung.

Muskelkrämpfe

Symptome

- Plötzlich einschießender Schmerz in eine Muskelpartie, vorwiegend an den Waden oder Oberschenkeln
- Der Muskel verharrt in einem schmerzhaften Spannungszustand, der vom Betroffenen durch eigenen Willen nicht mehr gelöst werden kann.

Auch zu enge Socken können die Blutzufuhr zu den Zehen abschnüren, wodurch es dann zu ärgerlichen Krämpfen kommen kann. Achten Sie daher immer auf Ihre richtige Sockengröße!

Ursachen

Meist eine Unterversorgung des Muskels durch Flüssigkeits- oder Mineralienmangel, Überanstrengung, psychische Blockaden, Kälteschock; aber auch Diabetes mellitus oder Erkrankungen der Wirbelsäule können zu Krämpfen führen.
Am häufigsten betroffen sind Waden- und Zehenmuskeln, da auf ihnen ein Großteil des Körpergewichts lastet, wodurch sie mitunter stark beansprucht werden. Der Wadenmuskel zieht außerdem noch über zwei Gelenke, über das Fuß- und das Kniegelenk, wobei er auf das Fußgelenk streckend und auf das Kniegelenk beugend wirkt. Bei bestimmten Bewegungsabläufen (wie beispielsweise beim Brustschwimmen, wobei das Kniegelenk mit angezogenen Füßen ständig gebeugt und gestreckt wird) kann sich der Muskel kaum entspannen, mit der Folge, dass er immer schlechter durchblutet wird und schließlich verkrampft.

Mit Magneten heilen

Heilmagnete verbessern die Durchblutung und fördern die Regeneration des verkrampften Muskels, außerdem wirken sie krampflösend und schmerzhemmend. Durch regelmäßige Magnetanwendungen lässt sich die Krampfneigung der Muskulatur insgesamt verringern.
Nach einem akuten Krampf kleben Sie eine großflächige wechselpolare Magnetfolie (mindestens 50 mal 120 Millimeter) auf die schmer-

zende Stelle. Zur Vorbeugung vor weiteren Krämpfen empfiehlt sich, die krampfgefährdeten Muskelzüge für zwei bis drei Stunden täglich mit wechselpolaren Magnetfolien zu behandeln.

Tetanie – eine Sonderform

Tetanie nennt man plötzlich auftretende Muskelkrämpfe, die vorwiegend Hände, Füße und die Mundpartie betreffen. Nach anfänglichem Kribbeln und Taubheitsgefühl verkrampfen sich die Finger und Handflächen nach innen zu der typischen »Pfötchenstellung«. Man unterscheidet zwischen der Kalziummangel- und der Hyperventilationstetanie. Die Kalziummangeltetanie entsteht durch eine Störung des Kalziumstoffwechsels, oft verursacht durch eine Schädigung der Nebenschilddrüsen.
Weitaus häufiger ist die harmlose, aber sehr unangenehme Hyperventilationstetanie. Besonders nervöse Menschen, häufig auch junge Frauen sind davon betroffen. Die Krämpfe werden bei innerer Aufregung durch die unwillkürlich beschleunigte Atmung verursacht. Es wird vermehrt Kohlendioxid ausgeatmet, was zu einem akuten Mangel an freiem Blutkalzium führt. Im akuten Fall hilft meist sehr schnell das kurzzeitige Ein- und Ausatmen in eine Plastiktüte. Langfristig sind Entspannungs- und Atemübungen, beispielsweise Yoga oder autogenes Training, als Vorbeugung sinnvoll.

Erste Hilfe bei Muskelkrämpfen

- Versuchen Sie, den verkrampften Muskel kräftig, aber nicht ruckartig zu dehnen. Gehen Sie dabei langsam und behutsam vor.
- Den Wadenmuskel dehnen Sie am besten in Rückenlage bei gebeugtem Kniegelenk, die Fußspitzen werden dann behutsam nach oben gezogen.
- Der Wadenkrampf verschwindet schneller, wenn Sie sich vor der Dehnung für fünf bis zehn Sekunden einen Beutel Eis in die Kniekehle drücken. Denn im Anschluss an diese spontane Kühlung kommt es schlagartig zu einer Erweiterung der Blutgefäße in Richtung Unterschenkel.

Zweipolige Magnetpflaster und wechselpolare Magnetfolien werden in der Magnettherapie am häufigsten verwendet. Über ihre Wirkung gibt es auch die meisten wissenschaftlichen Studien.

Muskelverspannungen

Symptome

- Schmerzen und Bewegungseinschränkungen in der Muskulatur
- Der betroffene Muskel fühlt sich hart an, vor allem morgens und abends.

Muskelverspannungen sind häufig auch schuld an Beschwerden, die man zunächst gar nicht mit der Muskulatur in Verbindung bringt. Verspannungen der Nacken- und Schultermuskulatur können z. B. so weit ausstrahlen, dass sie starke Kopfschmerzen oder sogar Hörstörungen verursachen.

So beugen Sie Verspannungen vor: Versuchen Sie, nicht den ganzen Tag nur zu sitzen. Fünf Minuten pro Arbeitsstunde sollten Sie für Bewegung und Entspannung aufwänden. Öffnen Sie gelegentlich die Fenster, und machen Sie ein paar Dehnungsübungen – auch das entspannt.

Ursachen

Die Muskeln brauchen eine gewisse Zeit, um sich nach einer intensiven Belastung wieder zu erholen. Wird diese Zeit unterschritten, kommt es zu einem Mangel an wichtigen Substanzen, wie z. B. Kalium, und zu einer Ansammlung von Stoffwechselzwischenprodukten, wie z. B. Milchsäure. Das Gehirn reagiert auf diese Veränderungen damit, dass es die Muskeln unter hohe Spannung setzt, um sie vor einer Überlastung zu schützen.

Es sind jedoch nicht nur Sportler, die ihren Muskeln oftmals zu wenig Pause gönnen. Auch in unserem Büroalltag werden zahlreiche Muskeln zu lange belastet (man darf nicht vergessen, das auch statische Haltearbeiten für den Muskel anstrengend sind!). Dazu gehören vor allem die Muskeln im Nackenbereich, in der Hüftbeuge, im Unterarm und die tiefen Rückenmuskeln.

Darüber hinaus wird die Muskelspannung von unserem zentralen Nervensystem kontrolliert, das äußerst sensibel auf psychische Belastungen reagiert. Spannungsfaktor Nummer eins ist Angst; sie führt zu einer starken Spannung vor allem in den Muskeln, die wir zu einer raschen Flucht benötigen würden. Dazu gehören vor allem die Muskeln in der Hüftbeuge, auf der Rückseite der Oberschenkel und die Wadenmuskeln.

Mit Magneten heilen

Magnete fördern den Abtransport von Milchsäure aus den Muskeln und sorgen dafür, dass die so genannte Natrium-Kalium-Pumpe – eine der wichtigen Antriebsmotoren für die Muskelarbeit – auch richtig funktioniert. Die Anwendung erfolgt über wechselpolare Magnetfolien, die auf den schmerzenden Muskelbereich aufgeklebt werden. Die Größe der Folien richtet sich dabei nach der Ausdehnung der schmerzenden Muskelfläche.

Bewahren Sie die Heilmagnete grundsätzlich nicht in der Nähe von empfindlichen elektronischen Geräten, Kreditkarten, Computerdisketten, Tonbändern, Videokassetten und anderen elektronischen Datenträgern auf, da deren Informationen durch Magnetfelder komplett gelöscht werden könnten.

Muskelzerrung

Symptome

Zunächst ist nur ein leichtes Ziehen spürbar; später kommt es zu Verkrampfungen. Der betroffene Muskel scheint irgendwie zu kurz geraten zu sein. Nach einigen Stunden verfärbt sich die Haut an der gezerrten Stelle. Ist zusätzlich eine Unterbrechung im Muskelverlauf spürbar, muss der Arzt hinzugezogen werden.

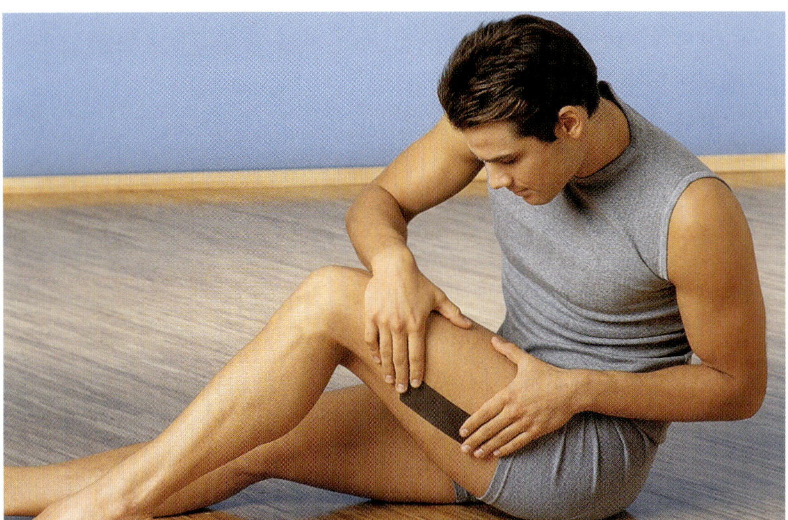

Zerrungen können sehr schmerzhaft sein. Nachdem die schmerzende Stelle gekühlt wurde, werden großflächige Magnetfolien auf die Stellen geklebt.

Erste Hilfe bei Muskelzerrungen

Kältekompressen unmittelbar nach Verletzungseintritt verhindern Schwellungen und die Ausbreitung von Blutergüssen.

- Wickeln Sie ein paar Eiswürfel in ein Handtuch, und pressen Sie es fest auf die schmerzende Stelle.
- Die Kälteanwendung sollte mindestens 30 Minuten lang dauern und auch später immer wieder für längere Zeit wiederholt werden.
- Füllen Sie neues Eis nach, wenn sich die Kompresse zu erwärmen beginnt.

Ursachen

Zerrungen entstehen besonders häufig bei Muskeln, die über mehrere Gelenke ziehen (wie etwa Waden-, Oberschenkel-, Oberarmmuskeln). Zu kurzes Aufwärmen, kalte Umgebungstemperaturen, Stress, bestehende Infekte und ein Muskelkater begünstigen außerdem die Entstehung von Zerrungen.

Bei einer Zerrung handelt es sich um einen Muskelfaserriss ersten Grades, d. h., dass weniger als fünf Prozent der Muskelfasern gerissen sind. Demgegenüber sind bei einem Muskelfaserriss zweiten Grades mehr als fünf Prozent der Fasern durchtrennt; oftmals ist im Muskel eine deutliche Lücke zu spüren. Komplette Durchtrennungen von Muskeln oder Sehnen müssen genäht werden, ansonsten werden Zerrungen und Einrisse durch Ruhigstellung mit speziellen Stützverbänden und Kälteanwendungen behandelt. Bessert sich eine Zerrung jedoch nicht nach vier Tagen, sollte ein Arzt aufgesucht werden.

Bei Muskelzerrungen ist es wichtig, dass die einzelnen Behandlungsformen zur richtigen Zeit zum Einsatz kommen. Für die erste Heilungsphase (bis 36 Stunden nach Verletzungseintritt) empfiehlt sich die Kältebehandlung, erst danach ist die durchblutungsfördernde Magnettherapie angezeigt.

Mit Magneten heilen

In der Folgebehandlung von Muskelzerrungen (sie beginnt 36 bis 48 Stunden nach Verletzungseintritt) fördern Magnete die Durchblutung und Regeneration der geschädigten Muskelfasern.

Setzen Sie dazu großflächige wechselpolare Magnetfolien auf die schmerzenden Stellen (siehe Abbildung Seite 59).

Nackenschmerzen

Symptome

- Harte und verspannte Muskulatur im Nacken- und Schulterbereich
- Muskelschmerzen bei Dehnung oder Massage
- Kopfschmerzen
- Schwindelerscheinungen
- Ohrensausen

Ursachen

Hauptursachen für Nackenschmerzen sind einseitige Belastung (z. B. Bildschirmarbeit) und Stress. Es können aber auch degenerative Erscheinungen an der Halswirbelsäule dafür verantwortlich sein, z. B. bei Bandscheibenvorfällen oder Osteoporose. Nackenschmerzen zählen aber auch neben Schulterschmerzen zu den häufigsten Symptomen des Magnetfeld-Mangelsyndroms (»magnetic-field-deficiency-syndrome«, siehe Seite 25f.).

Mit Magneten heilen

Bei Nackenschmerzen helfen wechselpolare Magnetfolien. Sie fördern die Durchblutung und entspannen die Muskulatur. Sie werden jeweils rechts und links auf die Nackenmuskeln gesetzt. Bei Beschwerden direkt über der Halswirbelsäule empfiehlt sich der Einsatz einer länglichen Magnetfolie (Größe mindestens 50 mal 120 Millimeter), um den gesamten Bereich abdecken zu können (siehe Abbildung Seite 62).

Was zusätzlich hilft

Spezielle Rückengymnastik und Haltungsübungen stärken die Muskulatur von Schultern und Nacken. Besonders Menschen, die viel am Schreibtisch oder vor dem Bildschirm sitzen, sollten immer mal zwischendurch ein paar der folgenden Kurzübungen machen.

Nackenschmerzen sind keine Bagatellerkrankung. Sie können nicht nur zu Kopfschmerzen führen, sondern es kann – durch die mit ihnen verbundene Schonhaltung – auch zu einer Fehlbelastung und damit zu Schäden an der Halswirbelsäule kommen.

Gerade Menschen, die im Büro arbeiten, in starrer Haltung vor dem Computer sitzen und sich wenig zwischendurch bewegen, leiden häufig unter Nackenschmerzen. Entspannungsbäder können die Magnettherapie unterstützen.

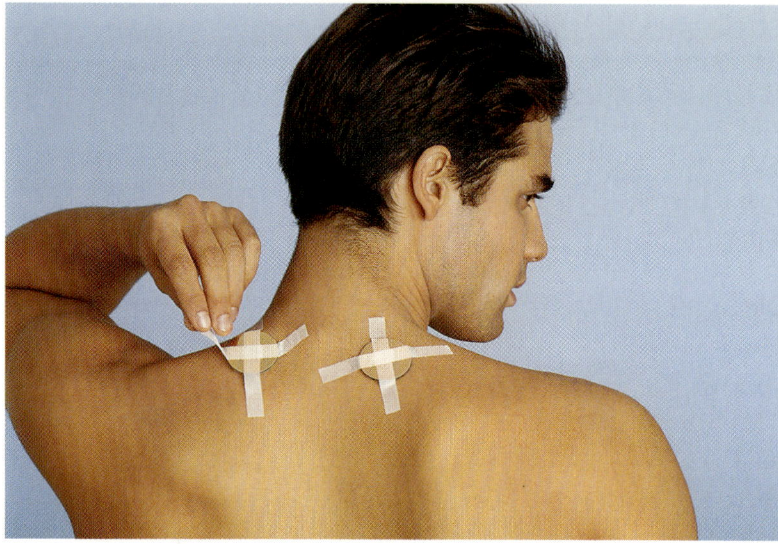

Regelmäßigkeit ist wichtig für den Erfolg der Übungen. Es ist daher sinnvoller, jeden Tag fünf Minuten zu üben, als einmal in der Woche eine halbe Stunde.

Kleines Übungsprogramm für den Nacken

Die Wirbelsäule aufrichten

Setzen Sie sich auf einen Stuhl, ohne sich anzulehnen, und stellen Sie die Füße hüftbreit auseinander auf den Boden. Halten Sie Kopf und Rücken gerade, ohne ein Hohlkreuz oder einen Rundrücken zu machen. Spannen Sie die Gesäß- und Bauchmuskulatur fest an, und drücken Sie die Schulterblätter nach hinten, ohne die Schultern dabei hochzuziehen. Atmen Sie ruhig, und lockern Sie nach 10 Sekunden die Anspannung. 2- bis 3-mal wiederholen.

Mit den Schultern kreisen

Setzen Sie sich aufrecht hin, und spannen Sie Bauch- und Gesäßmuskulatur an. Drücken Sie die Schultern nach unten, und ziehen Sie den Kopf nach oben, als wollten Sie mit dem Scheitel die Decke berühren. Halten Sie diese Spannung kurz, und ziehen Sie dann die Schultern nach oben. Halten Sie die Spannung, und drücken Sie die Schultern wieder nach unten. Kreisen Sie mit beiden Schultern vorwärts und rückwärts, und atmen Sie dabei ruhig durch. 2- bis 3-mal wiederholen.

Den Nacken spannen

Setzen Sie sich in aufrechter Sitzposition auf einen Stuhl. Verschränken Sie die Hände hinter dem Kopf, und drücken Sie mit Hinterkopf und Nacken gegen Ihre Hände. Halten Sie dabei die Halswirbelsäule gerade, und beugen Sie den Kopf nicht nach hinten. Halten Sie diese Spannung 5 bis 10 Sekunden lang, und lassen Sie locker. 2- bis 3-mal wiederholen.

Die Decke stemmen

Setzen Sie sich aufrecht hin. Strecken Sie die Arme seitlich mit nach oben weisenden Handflächen aus. Beugen Sie Ihre Arme, die Handflächen zeigen nach innen, drücken Sie die Ellbogen nach hinten, und führen Sie die Schulterblätter zusammen. Stemmen Sie die Handflächen gegen einen gedachten Widerstand, und bauen Sie Muskelspannung auf. 10 Sekunden halten, lockern. 2- bis 3-mal wiederholen.

Achten Sie stets darauf, auch dann aufrecht zu sitzen oder zu stehen, wenn Sie keine Übungen machen, um so die Belastung der Wirbelsäule zu verringern.

Narbenschmerzen

Symptome

- Die Narbe reagiert empfindlich auf Druck und andere Berührungen (beispielsweise durch Kleidungsstücke). In einigen Fällen kann sie aber auch ohne Berührung schmerzen.
- Die Narbe schmerzt bei Wetterumschwüngen.

Ursachen

Hauptursache für Narbenschmerzen ist eine schlechte Wundheilung. Bei Hautverletzungen befinden sich manchmal noch Entzündungsherde unter der abheilenden Hautoberfläche. Gelegentlich verbleiben auch nach einer Verletzung tief eingedrungene Fremdkörper, wie z. B. Holzsplitter, im Gewebe. Nach Operationen und bei tiefen Wunden kommt es bei manchen Menschen zu Bindegewebewucherungen und -verhärtungen, die Beschwerden verursachen können.

Mit Magneten heilen

Magnete fördern die Durchblutung und dämpfen Entzündungserscheinungen. Viele schlecht heilende Wunden werden außerdem durch ein gestörtes Magnetfeld der betroffenen Zellen verursacht – hier können Magnete natürlich ebenfalls wirksame Hilfe leisten.
Die Therapie erfolgt über eine wechselpolare Magnetfolie, die auf die Narbe geklebt wird. Sie sollte in ihrer Form der Narbe angepasst sein, so dass kein Anteil der Narbe unbedeckt bleibt.

Magnete helfen nicht nur bei äußerlichen Narbenschmerzen, sie unterstützen auch die Wundheilung bei Knochenbrüchen. Dieser Bereich gehört sogar zu den Spezialgebieten der Magnettherapie, die auch von Wissenschaftlern erforscht wurden.

Neuralgien (Nervenschmerzen)

Symptome

- Heftige Schmerzschübe, die am betroffenen Nerv entlangführen
- Am häufigsten ist die Trigeminusneuralgie: Hier ist der fünfte Gehirnnerv betroffen, wodurch es zu Schmerzanfällen in einer der beiden Gesichtshälften kommt.
- Das Sehvermögen ist oftmals eingeschränkt.

Ursachen

Neuralgien bezeichnen eine Störung im Versorgungsgebiet eines bestimmten Nervs, ohne dass bei der Untersuchung eine konkrete Schädigung des Nervs feststellbar ist. Nervenschmerzen können durch Reizung oder Schädigung von Nerven entstehen. Stoffwechselkrankheiten wie Gicht und Diabetes mellitus, die das Säure-Basen-Gleichgewicht ins saure Milieu verschieben, können ebenfalls zu einer Neuralgie führen. Auch Verletzungen oder lokale Entzündungsherde können als Ursache infrage kommen.
Neuralgien können jedoch auch psychosomatisch bedingt ein. Bei einigen Psychologen und Ärzten zählt dazu die Trigeminusneuralgie. Bei dieser Störung hat der Betroffene starke Schmerzen im Bereich der Augenhöhlen und des Ober- und Unterkiefers. Wer fortwährend das

Gefühl hat, von seiner Umwelt und seinen Mitmenschen – ohne Rücksicht auf die Wahrung seines Gesichts – verletzt zu werden, verleitet schließlich seinen Körper dazu, das Gesicht zu verspannen, es in einem unerträglichen Schmerzanfall zu verzerren. Nicht umsonst sind Trigeminusneuralgien bei depressiv veranlagten Menschen besonders häufig. Allerdings sollte man psychologische Erklärungen nicht überstrapazieren, denn ein akuter neuralgischer Anfall ist nicht vom Willen beherrschbar, auch gewöhnliche Schmerztabletten bleiben hier wirkungslos. Der Arzt verschreibt starke, auf das Gehirn wirkende Schmerzmittel, um die Beschwerden zu lindern.

Neuralgien bereiten starke Schmerzen, und das erhöht die Gefahr des Schmerzmittelmissbrauchs. Dabei wirken die handelsüblichen Schmerzmittel viel zu langsam, als dass sie bei einem akuten Neuralgieanfall helfen könnten. Heilmagnete können hier möglicherweise schnellere Hilfe leisten!

Mit Magneten heilen

Nordpolare Magnetpflaster besitzen in der Therapie der neuralgischen Schmerzen große Chancen, da sie die Reizzustände an den Nerven lindern können.
Ertasten Sie die besonders schmerzhaften Punkte – an diesen Stellen werden die Magnetpflaster befestigt. Bei der Trigeminusneuralgie orientieren Sie sich anhand der Abbildung. Insgesamt sollten jedoch nicht mehr als drei Pflaster befestigt werden.

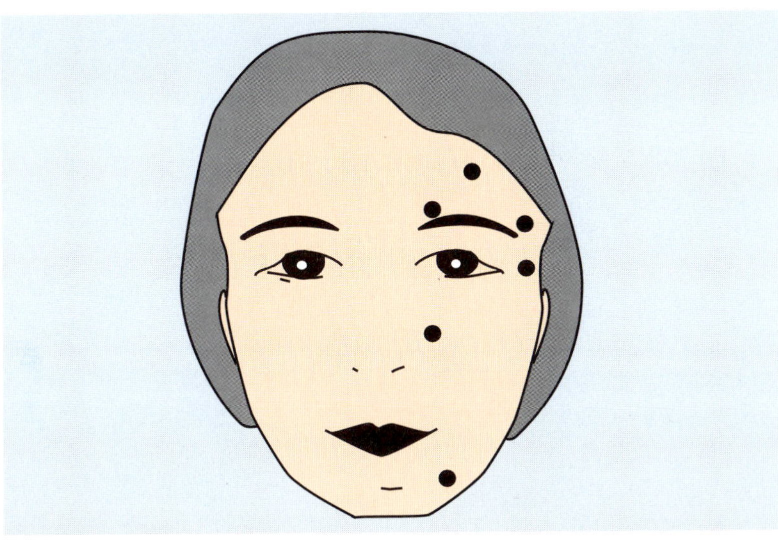

Bei der Trigeminusneuralgie werden die Magnetpflaster genau auf die Stellen im Gesicht aufgeklebt, die die stärksten Schmerzen verursachen. Mehr als drei Pflaster sollten es aber nicht sein.

Potenzschwäche

Symptome

Ist Potenzschwäche in einer Durchblutungsstörung begründet, kann die Magnettherapie aufgrund ihrer durchblutungsfördernden Wirkung helfen. Bei Erektionsstörungen mit psychischer Ursache ist sie allerdings wirkungslos.

Die Symptome von Potenzschwäche sind vielfältig, denn was hier »schwach« bedeutet, wird von den Betroffenen höchst unterschiedlich interpretiert. Im Allgemeinen gilt: Der Mann kann trotz starker sexueller Lust keine Gliedsteife erreichen oder über die notwendige Zeit aufrechterhalten. Nur ist das Urteil über die »notwendige« Zeit oft verzerrt und sind die Erwartungen an das eigene Durchhaltevermögen völlig übertrieben. Vor einer Behandlung ist deshalb unbedingt das vertrauensvolle Gespräch mit einem erfahrenen Arzt zu suchen.
Ein allmähliches Nachlassen der Potenz in höherem Lebensalter ist normal und nur selten behandlungsbedürftig. Bei gelassenem Umgang mit den langsamer werdenden organischen Reaktionen steht einem befriedigenden sexuellen Erleben selbst in fortgeschrittenem Alter nichts im Weg. Auch bei jüngeren Männern sind gelegentliche Erektionsstörungen normal und kein Grund zur Panik. Anders ist es bei plötzlich nachlassender oder versagender Potenz; in diesem Fall sollte ein Arzt befragt werden.

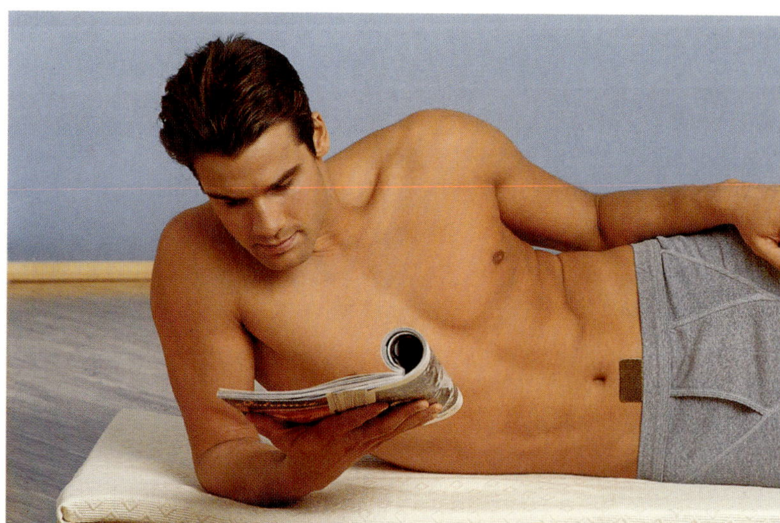

Gelegentliche Potenzstörungen sind nichts, wofür sich ein Mann schämen müsste. Oft sind Stress und private oder berufliche Probleme der Auslöser.

Ursachen

Organische Durchblutungsstörungen können ebenso eine Rolle spielen wie psychische Probleme (z. B. Versagensängste, beruflicher Stress, Partnerschaftsprobleme etc.). Chronische Krankheiten wie Diabetes mellitus, Schilddrüsenfehlfunktion, Bluthochdruck oder Leberschäden können ebenfalls die Potenz beeinträchtigen. Außerdem gibt es eine Reihe von Medikamenten, die diese unerwünschte Nebenwirkung haben können. Zu ihnen zählen vor allem Psychopharmaka gegen Depressionen und Psychosen, Aufputschmittel, aber auch Mittel gegen Bluthochdruck oder Magen- bzw. Zwölffingerdarmgeschwüre. Als weitere Ursache kommt übermäßiger Alkohol- oder Nikotingenuss infrage. Andere Drogen, wie z. B. Haschisch oder Marihuana, täuschen zwar zunächst ein gesteigertes sexuelles Empfinden vor, senken jedoch den Sexualhormonspiegel.

Achtung Aphrodisiaka wie die »Spanische Fliege«, Yohimbin oder Strychnin können schwere körperliche Schäden verursachen! Auch die neue »Wunderpille« Viagra ist mit Vorsicht zu genießen.

Auch in der Volksmedizin gibt es eine ganze Reihe lustfördernder Mittel gegen Potenzstörungen. Dazu zählen Knoblauch, Zwiebel, Spargel, Kümmel, Brennnesselsamen, Honig und Sellerie. Hier ist es wohl vor allem der Glaube, der Berge versetzt.

Nicht selten sind Potenzstörungen die Folge von mehr oder weniger unbewussten Ängsten. Hier kann die Anwendung von Johanniskrautpräparaten mit ihrer harmonisierenden und antidepressiven Wirkung sinnvoll sein.

Mit Magneten heilen

▶ Therapie mit Blockmagneten

Setzen Sie sich mit geradem Rücken auf einen Stuhl, der Bauch ist locker nach vorn durchgedrückt. Stellen Sie dann den rechten Fuß auf den Blockmagnet, dessen Nordpol nach oben zeigt, und den linken Fuß auf den Blockmagnet, dessen Südpol nach oben zeigt. Dauer der Anwendung: 15 bis 30 Minuten pro Tag.

▶ Therapie mit Magnetfolien

Befestigen Sie eine wechselpolare Magnetfolie direkt über dem Schamhaaransatz, auf einer gedachten geraden Linie zum Bauchnabel (siehe Abbildung Seite 66).

Prellungen

Symptome

- Bläuliche Verfärbung der Haut
- Häufig auch Schwellung
- Die blauen Flecken können – vor allem unter Druckeinwirkung – sehr schmerzempfindlich sein.

Befindet sich ein blauer Fleck an Armen oder Beinen, sollten Sie den betroffene Körperteil hochlagern und ruhig halten, um Schmerzen zu lindern und stärkere Schwellungen zu vermeiden.

Ursachen

Ein blauer Fleck ist Zeichen für eine Blutung unterhalb des Hautgewebes. Die wiederum ist das Resultat einer Gefäßverletzung an Bändern, Sehnen, Muskeln oder Knochen, die meist durch Gewalteinwirkungen von außen verursacht wurde. Bei Verletzungen, die tief im Gewebe stattgefunden haben, kann ein blauer Fleck erst nach einigen Tagen sichtbar werden. Besonders schmerzhaft sind Prellungen, bei denen es zu Quetschungen des Muskelgewebes kommt, z. B. durch einen Tritt auf den Oberschenkel oder einen Fausthieb auf den Oberarm. Die Neigung zu Blutergüssen ist anlagebedingt unterschiedlich; außerdem spielt die Festigkeit des Bindegewebes eine Rolle. Blaue Flecken, die zahlreich und ohne äußere Gewalteinwirkung auftreten, können auch ein Hinweis auf eine Blutgerinnungsstörung ein.

Erste Hilfe bei Prellungen

- Lang andauerndes Kühlen als Erste-Hilfe-Maßnahme lindert Schmerzen, schließt die verletzten Blutgefäße und verhindert eine starke Schwellung.
- Prellungen an Knochen oder Gelenken sollten mindestens 30 Minuten, Verletzungen im Muskelbereich mindestens 45 Minuten gekühlt werden.
- Zur Kühlung eignen sich eine Gelauflage, die man im Kühlschrank bereithalten sollte, oder Eiswürfel, die man in ein dickes Handtuch einrollt.
- Ist kein Eis vorhanden, sollte der betroffene Körperteil mindestens 15 Minuten lang unter kaltes Wasser gehalten werden.

Mit Magneten heilen

Die Therapie erfolgt am besten über wechselpolare Magnetfolien, denn sie fördern die Durchblutung und unterstützen dadurch den Abtransport von verletzten Gewebeteilen und geronnenem Blut. Wichtig: Die Magnettherapie darf erst 36 bis 48 Stunden nach Verletzungseintritt erfolgen, da eine verstärkte Durchblutung erst nach Abklingen der Akutsymptome Sinn macht! Die Magnetfolien werden einfach auf die schmerzenden Stellen aufgelegt.

Schlafstörungen

Symptome

- Typ 1: Einschlafstörungen
- Typ 2: Durchschlafstörungen
- Typ 3: Ausschlafstörungen

Alle drei Typen können auch in Kombinationen auftreten.

Ursachen

Menschen mit Schlafstörungen neigen dazu, Stress für ihr Problem verantwortlich zu machen. Natürlich kann es sein, dass Sorgen und innere Unruhe den Schlaf rauben, oft sind aber auch mangelnde körperliche Bewegung und ein allzu ausgedehnter Mittagsschlaf oder das Nickerchen zwischendurch daran schuld. Es gibt jedoch Krankheiten, die Schlafstörungen zur Folge haben, wie z. B. Herz-Kreislauf-Erkrankungen, Bluthochdruck, Asthma bronchiale, rheumatische Erkrankungen und Gliederzucken. Auch bestimmte Medikamente wie Beta-Blocker, Antibiotika, Aufputschmittel und Hormonpräparate (nicht zuletzt die Antibabypille) können Schlafprobleme fördern, genauso wie der übermäßige Genuss von Alkohol und Zigaretten. Leider wird oft der gut gemeinte Rat unserer Großeltern vergessen, dass man nicht mit vollem Magen ins Bett gehen sollte. Ein opulentes Mahl vor dem

Schlaflosigkeit ist zur Volkskrankheit geworden. Mittlerweile leiden etwa 30 Prozent der deutschen Bevölkerung an Schlaflosigkeit. Die Schlafforschung geht davon aus, dass die Hälfte von ihnen behandlungsbedürftig ist.

Kindern wie Erwachsenen tut es gut, sich ein festes Einschlafritual zuzulegen. Ob das eine Tasse beruhigender Melissentee, ein warmes Fußbad oder ein kleiner Abendspaziergang ist, bleibt Ihren persönlichen Vorlieben überlassen.

Zubettgehen beansprucht Magen und Kreislauf auf Kosten der Tiefschlafphasen – und sorgt außerdem noch für ganz und gar unappetitliche Alpträume.

Doch auch schlechte Matratzen oder ein ungesundes Raumklima (zu warm, nicht durchlüftet) können Schlafschwierigkeiten verursachen. Das Schlafbedürfnis jedes Einzelnen ist individuell verschieden. Wer jedoch über mehrere Wochen oder Monate weniger als sechs Stunden schläft, schadet seiner Gesundheit und sollte einen Arzt aufsuchen.

Heilen mit Magneten

Viele Schlafstörungen haben ihre Ursache darin, dass der Schlafsuchende vom Erdmagnetfeld abgeschottet ist, beispielsweise durch Stahlbetonbauten. Hier kann die Anschaffung von magnetischen Unterbetten sinnvoll sein. Die entsprechenden Bezugsadressen finden Sie auf Seite 92f.

Tipp Stellen Sie das Bett auf die Polachse. Viele Schlafstörungen werden bereits behoben, wenn Sie das Bett auf die Achse der beiden Erdpole stellen, mit dem Kopfteil nach Norden. Den Erdnordpol finden Sie problemlos mit dem Kompass heraus!

Die fünf goldenen Schlafregeln

- **Fester Schlafrhythmus**
  Stehen Sie immer zur gleichen Zeit auf, und gehen Sie zur gleichen Zeit zu Bett. Das gilt auch für das Wochenende.
- **Gute Schlafbedingungen**
  Der Raum sollte abgedunkelt und ruhig sowie gut gelüftet werden. Das Bett sollte mit einem federnden Rost und einer festen, aber elastischen Matratze ausgestattet sein, die Bettwäsche möglichst aus Naturfasern.
- **Am Tag aktiv bleiben**
  Machen Sie keinen Mittagsschlaf und kein Nickerchen zwischendurch.
- **Zur Ruhe kommen**
  Strengen Sie sich kurz vor der Nachtruhe weder geistig noch körperlich an; schalten Sie ab, und entspannen Sie.
- **Keine Genussgifte**
  Trinken Sie wenig Alkohol, und verzichten Sie auf Zigaretten und Aufputschmittel.

Schnupfen

Symptome

- Ständig laufende Nase, die Nasenschleimhäute schwellen zu
- Häufiges Niesen
- Leichte Hals- und Rachenschmerzen
- Gelegentlich leichter Husten

Verstärken sich diese Symptome und kommt es darüber hinaus noch zu Fieber, spricht man von einem grippalen Infekt.

Ursachen

Erkältungen sind die Folge einer Virusinfektion der oberen Atemwege. Sie ist ansteckend, d. h., man steckt sich in der Regel von einem anderen Menschen an, der seine Viren über Niesen, Husten oder Hautkontakt an die Umwelt abgibt.

Prinzipiell kann man zu jeder Jahreszeit eine Erkältung bekommen, doch im Winter ist die Ansteckungsgefahr besonders hoch. Der Grund: In den kalten Monaten kommt es öfter zu Unterkühlungen an den Füßen, die das vegetative Nervensystem als Anlass nimmt, die Durchblutung in den Atemwegen zu drosseln. Dadurch sinkt die Abwehrfähigkeit der dortigen Schleimhäute; die Schnupfenviren haben es nun leichter, in den Organismus vorzudringen. Die Zeit zwischen der Ansteckung und dem Ausbruch der Krankheit beträgt wenige Tage.

Die Wahrscheinlichkeit, einen Schnupfen zu bekommen, ist unter längeren psychischen Belastungen doppelt so groß wie normal. Durch ständigen Stress wird das Immunsystem geschwächt, und eindringende Viren können nicht mehr wirkungsvoll abgefangen werden. Gestresste Menschen neigen häufiger und aufgrund ihres chronischen Zeitmangels schnell zu ungünstigen Ernährungsgewohnheiten. Sie suchen öfter Fastfoodrestaurants oder Imbissbuden auf und essen zwischendurch einen kalorienreichen, aber vitaminarmen Schokoriegel, anstatt sich die Zeit zum Genießen eines Salats zu nehmen.

Durch ihre durchblutungsfördernde und antibiotische Wirkung sind Heilmagnete auch zur Vorbeugung von Erkältungskrankheiten sinnvoll. Tragen Sie die Magnete ein bis zwei Stunden pro Tag, und den Viren und anderen Krankheitserregern wird es schwer gemacht, sich in den Atemwegen festzusetzen.

Trinken Sie eine Tasse warmen Tee, und helfen Sie so der Magnetanwendung bei Schnupfen und Halsschmerzen von innen heraus nach.

Auch ätherische Öle, z. B. Arnika-, Latschenkiefern- oder Zitronenöl, lindern einen Schnupfen. Geben Sie drei bis fünf Tropfen eines dieser Öle in einen Liter Wasser, beugen Sie sich darüber – Kopf und Schüssel sind dabei mit einem Handtuch bedeckt –, und atmen Sie tief ein und aus.

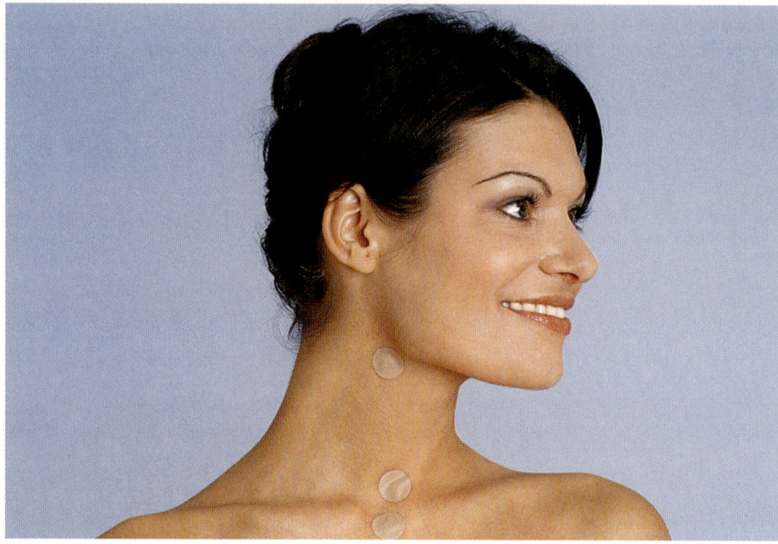

Mit Magneten heilen

Die Behandlung erfolgt über nordpolare Magnetpflaster. Ihr Magnetfeld wirkt entzündungshemmend, durchblutungsfördernd und antibiotisch. Sie benötigen insgesamt zwei Magnete, die auf die Kuhle zwischen den inneren Schlüsselbeinenden und dem Brustbein gesetzt werden. Bei Halsschmerzen kann zusätzlich ein Nordpolmagnet auf die schmerzende Stelle gesetzt werden (siehe Abbildung).

Homöopathische Mittel zur Ergänzung

- Aconit D30

Es hilft am besten zu Beginn der Erkältung. Es ist allerdings ein Erstmittel, darf also nicht zu lange verabreicht werden.
Dosierung: 3-mal 5 Kügelchen im Abstand von 2 Stunden
In der Regel reicht diese Behandlung für eine normale Erkältung aus.

- Alium cepa D6

Das Präparat ist besonders geeignet bei starkem Niesreiz.
Dosierung: 3-mal täglich 1 bis 2 Tabletten

▶ Kalium bichromicum D4
Das Mittel hilft, wenn die Erkältung schlimmer geworden ist und von gelbem, fadenziehendem Sekret begleitet wird.
Dosierung: 3-mal täglich 1 bis 2 Tabletten

Schulterschmerzen

Symptome

▶ Schmerzen im Schultermuskelbereich
▶ Bewegungen des Schultergelenks verstärken den Schmerz
▶ Manchmal ist von den Schultergelenken auch ein leichtes Knacken zu hören.

Ursachen

Schultergelenke reagieren sehr empfindlich auf häufiges Arbeiten »über Kopf«, wenn also die Arme oft über die Kopflinie bewegt werden müssen. Darüber hinaus finden wir im Schulterbereich oft eine Dysbalance zwischen den vorderen Muskeln (vor allem der Brustmuskulatur) und den hinteren Muskeln (vor allem der Muskeln zwischen den Schulterblättern). Dadurch kommt es häufig zu Fehlbelastungen im Schultergelenk.
Außerdem gehören Schulterschmerzen neben Nackenbeschwerden zu den häufigsten Symptomen des Magnetfeld-Mangelsyndroms (»magnetic-field-deficiency-syndrome«, siehe Seite 25f.).

Heilen mit Magneten

Testen Sie, welche Punkte im Schulterbereich besonders druckempfindlich sind. Genau auf diese Punkte werden dann wechselpolare Magnetfolien geklebt. Bei Schmerzen direkt im Schultergelenk empfiehlt sich der Einsatz von nordpolaren Magnetpflastern, da ihre entzündungshemmende Kraft stärker ist (siehe Abbildung Seite 74).

Auch ein warmer Guss kann Schmerzen im Schulterbereich lindern. Führen Sie dazu den heißen Wasserstrahl (38 bis 40 °C) von der rechten Hand hinauf zur Schulter, am Nacken einige Male hin und her und über die linke Schulter hinunter zur Hand. Danach streifen Sie sich das Wasser ab, ziehen sich bequeme Kleidung an und ruhen sich 15 Minuten lang aus.

Zusätzlich zur Magnetanwendung können auch Massagen (z. B. Akupressurmassagen) Schulterschmerzen lindern.

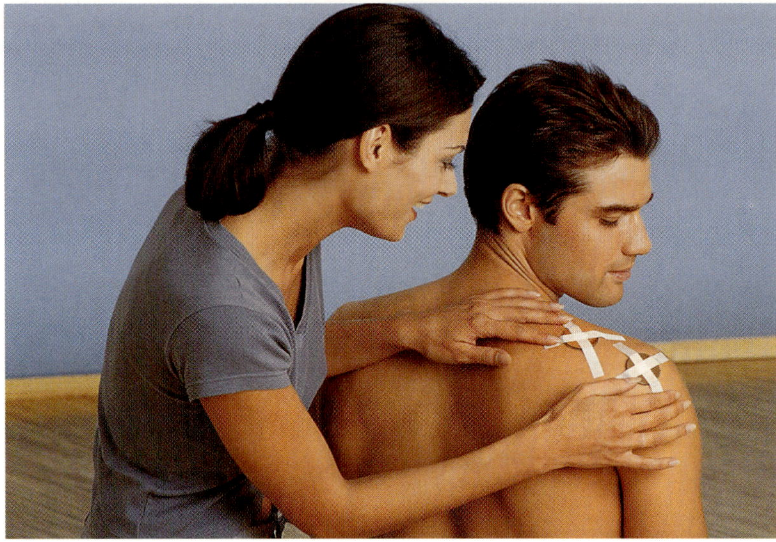

Im Unterschied zum Muskelgewebe werden Sehnen relativ schlecht durchblutet. Dadurch dauern Heilungsprozesse bei ihnen besonders lang; Salben oder Gels können ihre Heilung kaum unterstützen.

Sehnenentzündungen

Symptome

- Sehnenentzündungen entwickeln sich schleichend.
- Die Sehne ist berührungsempfindlich.
- Schmerzen treten vor allem dann auf, wenn die Sehne nach einiger Zeit der Ruhe (z. B. im Bett) wieder bewegt wird.
- Im fortgeschrittenen Stadium ist die Haut über der entzündeten Sehne deutlich gerötet.

Ursachen

Sehnen verbinden einen Muskel mit einem Knochen und übertragen die Kraft des Muskels auf die Knochen. Sie reagieren auf Trainingsreize jedoch langsamer als der Muskel. Die Konsequenz: Bei Sportarten mit relativ schneller Muskelentwicklung – Bodybuilding, Krafttraining, Gewichtheben, Tennis, Leichtathletik (vor allem Sprint, Zehnkampf und Wurfdisziplinen) – »hinken« die Sehnen in der Entwicklung hinterher, so dass sie relativ leicht überlastet werden und sich entzünden. Bei Sportlern ist dabei besonders häufig die Achillessehne betroffen. Zu den weiteren Ursachen von Sehnenentzündungen im Fußbereich zählen ungünstiges Schuhwerk, wie z. B. hochhackige Schuhe oder Schuhe ohne Fußbett.

Mit Magneten heilen

Sehnen profitieren von den üblichen durchblutungsfördernden Maßnahmen – Salben, Infrarotbestrahlungen u. Ä. – nur wenig, da ihr Gewebe dick und nur wenig mit Blutgefäßen durchzogen ist. Dies gilt vor allem für die Achillessehne zwischen Wadenmuskel und Fersenbein. Achillessehnenentzündungen zeigen daher einen besonders hartnäckigen Verlauf, bei Sportlern werden sie oft chronisch.
Magnete haben den Vorteil, dass ihre durchblutungsfördernden Kräfte auch tiefe Gewebezonen erreichen, ohne dabei die oberen Gewebeschichten zu schädigen. Hartnäckige Sehnenentzündungen zählen zu den therapeutischen Stärken der Magnettherapie.
Die Anwendung erfolgt am besten über wechselpolare Magnetfolien mit rechteckigem Zuschnitt, die längs zum Sehnenverlauf aufgeklebt werden. Bei Achillessehnenentzündungen empfehlen sich Folien mit einer extrastarken Magnetbeschichtung (»forte«).

Bei einer Sehnenentzündung ist es notwendig, den betroffenen Körperteil möglichst lang ruhig zu stellen, bis die Beschwerden vollständig abgeklungen sind. Mit dem Sport sollte man danach erst langsam wieder beginnen, um die Muskeln wieder elastisch zu machen.

Spannungskopfschmerzen

Symptome

- Spannungskopfschmerzen verteilen sich, vom Hinterkopf kommend, diffus über die gesamte Schädeldecke.
- Die Patienten sprechen oft von einem Gefühl, als hätten sie einen zu klein geratenen Helm auf oder als ob ihr Schädel in einem Schraubstock gefangen wäre.
- Nachts lassen die Schmerzen nach; sie werden auch bei körperlicher Anstrengung, z. B. beim Treppensteigen, nicht schlimmer.

Ursachen

Spannungskopfschmerzen haben meistens psychische Ursachen. Die Betroffenen machen für ihre Beschwerden häufig den beruflichen Stress verantwortlich – eine Einschätzung, die auch wissenschaftlich gestützt wird. Denn Berufssituationen wie Termindruck, Angst vor Kündigung sowie Konflikte mit Kollegen, Vorgesetzten oder Kunden setzen in unserem Körper entwicklungsgeschichtlich sehr alte Stressreaktionen in Gang, die u. a. auch darin münden können, die Nackenmuskulatur – zum instinktiven Schutz vor weiteren »Nackenschlägen« – fortwährend anzuspannen. Die chronische Anspannung führt schließlich zu schmerzhaften Muskelverhärtungen, die sich bis zum Kopf erstrecken können; außerdem verschlechtert der dauernde Muskeldruck die Durchblutungssituation in Richtung Kopf, was wiederum schmerzhafte Folgen haben kann.

Spannungskopfschmerzen sind die am weitesten verbreitete Form von Kopfschmerzen. Sie befallen jährlich etwa 88 Prozent der Frauen und 69 Prozent der Männer.

Mit Magneten heilen

Die Magnettherapie sorgt für eine Entspannung der problematischen Muskeln und dämpft in den Nervenbahnen den Durchfluss von Schmerzsignalen.
Die Behandlung erfolgt am besten über nordpolare Magnetpflaster, die auf beiden Seiten oberhalb des Schläfenknochens, etwa zwei Finger breit hinter den Augen, aufgesetzt werden. Zusätzlich kann es sinnvoll sein, zwei wechselpolare Magnetfolien auf die verspannten Nackenmuskeln zu setzen (siehe Abbildung Seite 77).

Was zusätzlich hilft – Haltungskorrekturen

Neben Magnetanwendungen sollten im Arbeitsalltag Haltungskorrekturen vorgenommen werden, um die Muskeln im Nacken- und Kopfbereich vor einseitigen Belastungen zu schützen.

- Bei notwendigen Drehbewegungen ist es besser, sich mit dem ganzen Körper zu drehen und abrupte Bewegungen mit dem Kopf zu vermeiden.

▶ Während körperlich monotoner Arbeiten sollte man häufiger eine Pause einlegen; wird aufgrund übermäßiger Konzentration die Pause immer wieder vergessen, sollte man eine Uhr einsetzen, die nach einer festgelegten Zeit – beispielsweise nach einer Stunde – ein Signal gibt und dadurch an die Pause erinnert.

▶ Darüber hinaus empfiehlt sich – auch wenn es teuer ist und nicht vom Arbeitgeber bezahlt wird – die Anschaffung eines Stuhls mit dynamischer Rückenlehne; bei Arbeiten über Kopf die Benutzung einer Leiter oder eines Hockers.

▶ Automatische Ausgleichreaktionen des Körpers wie etwa Gähnen, Zukneifen der Augen, Stirnrunzeln sowie Streck- und Reckbewegungen sollten nicht aufgrund falsch verstandener Disziplin unterdrückt, sondern bewusst zugelassen werden.

▶ Wer beruflich häufiger anderen Menschen gegenübersitzen muss, kann mit dem richtigen »Gesprächswinkel« wirksame Kopfschmerzprophylaxe betreiben. Der Besucher wird hierzu nicht frontal gegenübergesetzt, sondern im 90-Grad-Winkel am Schreibtischrand. Dadurch wird die mimische Muskulatur entlastet, und die Halsmuskulatur bekommt durch abwechselnde Rotationsbewegungen die Möglichkeit, sich zu entspannen.

Bei Kopfschmerzen, die durch Verkrampfungen oder Verspannungen ausgelöst werden, können Entspannungsübungen, z. B. Yoga, autogenes Training oder Qi Gong, helfen.

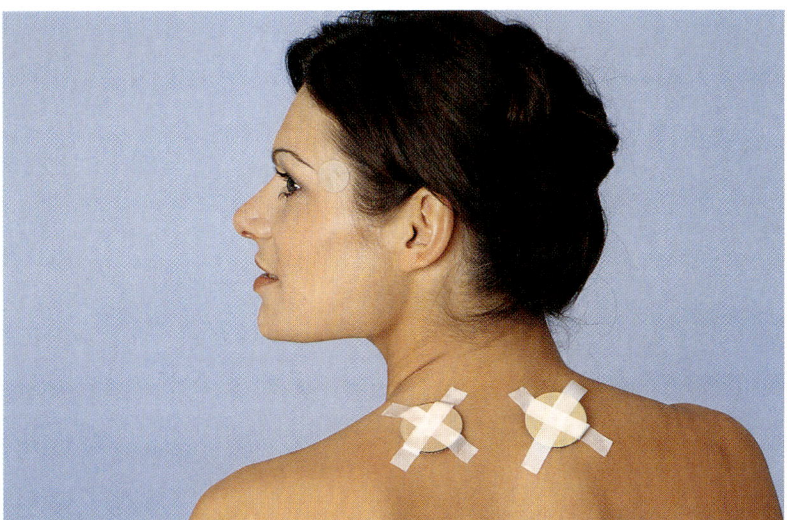

Die Magnetpflaster lindern Schmerzen schnell und wirkungsvoll und helfen der Muskulatur, sich wieder zu entspannen.

Tennisarm (Tennisellbogen)

Symptome

- In den Unterarm ausstrahlende Schmerzen am äußeren Ellbogen
- Der Unterarm »kribbelt«, seine Muskulatur ermüdet rasch.
- Tätigkeiten wie Schreiben werden als Belastung empfunden.
- Beim Beugen und Strecken des Gelenks ist gelegentlich ein reibendes Geräusch zu hören.

Neben Tennisspielern sind vor allem Hausfrauen, Kfz-Mechaniker und Golfspieler vom Tennisarm betroffen. Mitunter wird die Krankheit aber auch durch eine Entzündung an einer anderen Stelle im Körper (z. B. an den Zähnen) verursacht.

Ursachen

Hauptursachen sind sehr häufig Überlastung und unphysiologische (falsch ausgeführte) Bewegungsabläufe. Beim Tennisarm handelt es sich um eine Entzündung am Ursprung der Hand- und Fingermuskulatur am Ellbogen. Die Entzündung kann sich entweder nur auf die dortigen Sehnen oder Sehnenscheiden beschränken oder aber auf den angrenzenden Schleimbeutel ausstrahlen. Die Beschwerden müssen allerdings nicht unbedingt vom Tennisspielen herrühren, auch andere Überlastungen wie beispielsweise stundenlanges Tippen in falscher

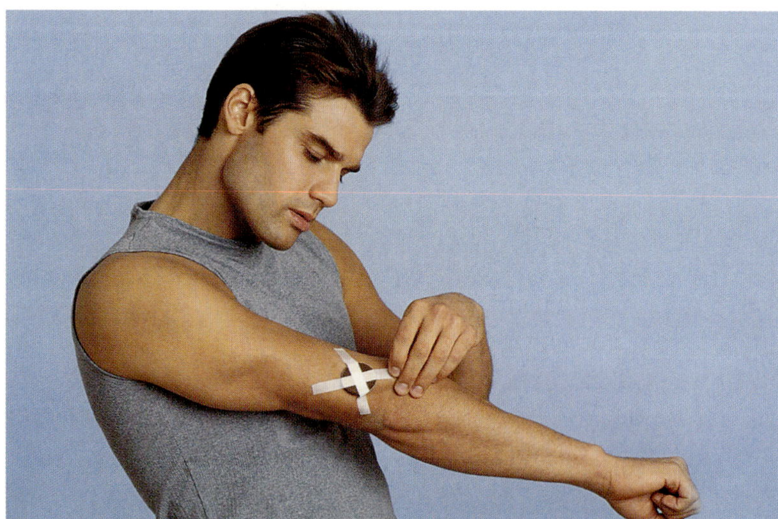

Schmerzen, die von einem Tennisarm herrühren, können die Bewegung stark einschränken. Magnetpflaster lassen die Entzündung schnell abklingen.

Haltung auf der Schreibmaschine oder der Computertastatur kommen dabei infrage ebenso wie übermäßige Dehnungsübungen der Arme (z. B. beim Schraubendrehen).

Mit Magneten heilen

Die Therapie erfolgt mit wechselpolaren Magnetfolien. Sie fördern die Durchblutung und hemmen Entzündungen, auch in den schwer zugänglichen Gewebeschichten von Sehnen und Sehnenansätzen. Befestigen Sie ein Pflaster (Magnetfolienstärke 1,5 Millimeter) direkt auf der schmerzenden Stelle des Unterarms (siehe Abbildung Seite 78).

Tinnitus wird gerne als typische Stresserkrankung angesehen. Tatsache ist jedoch, dass Stress nur einer von vielen verschiedenen Faktoren ist, die bei der Entstehung von Tinnitus eine Rolle spielen können.

Tinnitus (Ohrgeräusche)

Symptome

- Ohne äußeren Anlass stellen sich im Ohr Geräusche ein, die in Klang und Lautstärke sehr unterschiedlich sein können.
- Mitunter ist auch die Klangwahrnehmung verzerrt.
- Büßt der Betroffene außerdem noch Teile seines Hörvermögens ein, liegt möglicherweise ein Hörsturz mit Tinnitus vor.

Etwa 90 Prozent aller Hörstürze werden von Ohrensausen begleitet.

Ursachen

Als gesichert gilt mittlerweile, dass Tinnitus mit einer Schädigung an den Sinneszellen (den so genannten Haarzellen) beginnt. Mit anderen Worten: Die betroffenen Menschen büßen mehr oder weniger große Anteile ihres Hörvermögens ein. Bei »reinem« Tinnitus sind diese Anteile in der Regel eher klein, sie reichen aber aus, um in den nervösen Schallverarbeitungsstellen des Gehirns Reaktionen in Gang zu setzen, die zum Ohrensausen führen. Beim Hörsturz sind hingegen die Hörverluste groß, und der Betroffene kann sie deutlich spüren. Die Ursachen sind sehr unterschiedlich (siehe Kasten Seite 80).

Die Sauerstoffversorgung der Haarzellen im Innenohr ist außerordentlich problematisch. Der Grund: Die zum Innenohr führenden Adern sind sehr dünn und reichen nicht bis direkt zu den Haarzellen heran. Aus diesem Grund ist das Gehör besonders störanfällig.

Tinnitus – mögliche Ursachen

- Alkoholgenuss
- Altersschwerhörigkeit (Tinnitus kommt bei älteren Menschen besonders häufig vor)
- Allergien
- Autoimmunerkrankungen
- Bluthochdruck (vor allem bei Hörsturz)
- Chronischer Lärm
- Erhöhte Blutfettwerte
- Erweiterung der Ohrtrompete (tritt vor allem während der Schwangerschaft auf)
- Gifte (z. B. Amalgam und Nikotin)
- Halswirbelblockaden
- Kiefergelenkerkrankungen
- Knalltrauma (z. B. infolge eines Silvesterkrachers)
- Mangelernährung (vor allem Mangel an Magnesium und B-Vitaminen)
- Ménièresche Krankheit
- Mittelohrentzündung
- Schädel-Hirn-Trauma infolge von Gewalteinwirkung
- Stoffwechselerkrankungen (vor allem Diabetes mellitus)
- Stress und dadurch bedingte Blutgefäßkrämpfe im Innenohr
- Tumoren des Hör- und Gleichgewichtsnervs bzw. Tumoren im hinteren Schädelbereich
- Virusinfektionen (vor allem bei Hörsturz)
- Zähneknirschen
- Zeckenborreliose

Mit Magneten heilen

Magnetkräfte verbessern die Versorgungssituation im Innenohr. Außerdem sind sie in der Lage – ähnlich wie beim Schmerz –, teilweise die Übertragung überflüssiger Signale zum Gehirn zu unterdrücken. Studien mit elektrischen Magnetfeldern ergaben bei chronischen Tinnituspatienten in 70 Prozent der Fälle eine deutliche Besserung. Allerdings können diese Beobachtungen nicht ohne weiteres auf Dauermagnete übertragen werden. Dennoch müssen auch ihnen realistische Therapiechancen beim Tinnitus eingeräumt werden.

Die Anwendung erfolgt über wechselpolare, möglichst kleine Magnetfolien (nicht größer als 50 Millimeter im Querschnitt), die direkt vor dem Gehörgang befestigt werden (siehe Abbildung Seite 82). Tagsüber werden Sie diese Pflaster vermutlich seltener tragen wollen, da sie bei Ihren Mitmenschen in der Regel für Befremden sorgen. Versuchen Sie dennoch, die Pflaster mehrere Stunden am Tag zu tragen, möglichst auch in der Nacht.

Das tägliche Tinnitus-Retraining

Die ständigen Ohrgeräusche können äußerst quälend sein und eine ernste psychische Belastung darstellen. Es gibt mittlerweile schon etliche Selbsthilfegruppen und Tinnitusberatungsstellen. Mit Geduld lässt sich aber oft noch eine Verbesserung oder Linderung erreichen. Versuchen Sie es einmal mit der folgenden Methode. Das Grundprinzip des Tinnitus-Retrainings besteht darin, unsere Ohren möglichst lang mit unkorrelierten, also bedeutungslosen Reizen zu umgarnen. Auf diese Weise soll unser Gehirn wieder lernen, die Tinnitustöne herauszufiltern und somit nicht mehr wahrzunehmen.

Beschallung mit leisen Tönen

Wichtig ist, dass die Beschallung, die wir um uns aufbauen, deutlich leiser ist als unser Ohrensausen. Denn der Kampf zwischen dem Tinnitus und den Schallreizen aus der Umwelt muss geführt werden, damit unser Gehirn auch wirklich umdenken lernt. Es geht also nicht darum, den Tinnitus mit anderen Geräuschen zu maskieren. Es reicht aus, wenn die Beschallung gerade noch für uns hörbar ist.

Monoton und beruhigend

Außerdem müssen die Geräusche unkorreliert sein, d. h., sie müssen möglichst monoton klingen, so dass sie uns zwar beruhigen, ansonsten aber für unser Gehirn eher uninteressant sind.

Einige Musikrichtungen wie etwa gregorianische Gesänge oder chinesische bzw. indische Musik mit Harfen oder dergleichen erfüllen dieses Kriterium, optimal ist aber das Plätschern eines Zimmerspringbrunnens, das Rauschen eines belaubten Baums, die nahe Meeresbrandung, das ferne Säuseln einer gut befahrenen Straße oder ein auf Rauschen eingestelltes Radio.

Die Chancen für die Magnettherapie sind am größten, wenn der Tinnitus noch nicht länger als ein halbes Jahr besteht und möglicherweise noch durch eine Verbesserung der Durchblutung im Innenohr erreicht werden kann. Danach ist das Tinnitus-Retraining als chancenreicher einzuschätzen.

Tinnituspatienten sollten das Magnetpflaster so oft es geht tragen, um einen möglichst guten Erfolg zu erzielen.

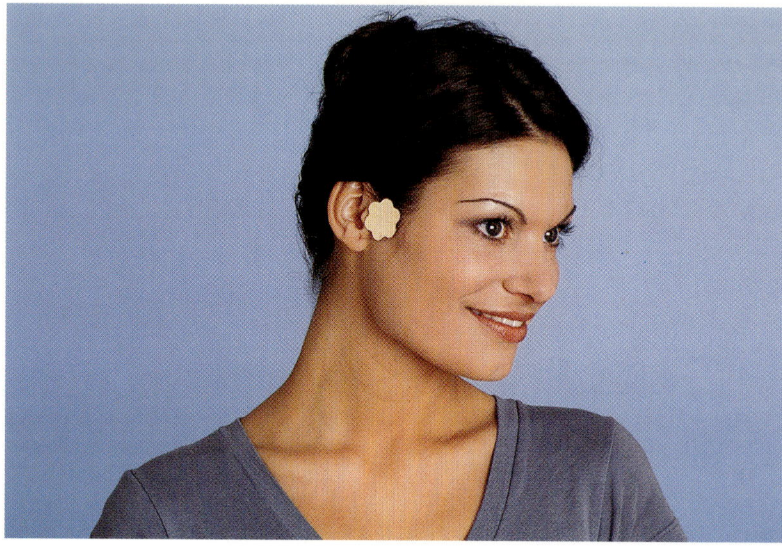

Wenn Sie den Eindruck haben, dass sich der Tinnitus durch das Tinnitus-Retraining auf anhaltend niedrigem Niveau zurückgebildet hat, können Sie damit beginnen, die Beschallung allmählich zu verringern, bis sie überflüssig geworden ist.

Konstante Berieselung

Wichtig ist weiterhin, dass wir die Beschallung möglichst konstant um uns aufbauen. Am Anfang sollten es sechs Stunden pro Tag sein, später können es auch nur vier Stunden sein.
Das klingt viel, aber es handelt sich hier nicht um konzentriertes Arbeiten, sondern darum, unser Gehirn durch Hintergrundgeräusche zu überlisten, ohne dass wir aktiv etwas dazutun.

Vegetative Dystonie (Nervosität)

Symptome

Die von Ärzten häufig getroffene Diagnose »vegetative Dystonie« geht mit einer Vielzahl unspezifischer Symptome einher, die allesamt auch im Zusammenhang mit anderen Krankheiten stehen können. Als körperliche Symptome können auftreten:

- Atembeschwerden
- Herzbeklemmung

- Herzklopfen
- Kopfschmerzen
- Magendruck
- Rückenschmerzen
- Schlafstörungen
- Sexuelle Lustlosigkeit
- Trockener Mund
- Übermäßige Schweißbildung (vor allem an Händen und Füßen)
- Zittrige Augenlider
- Zittrige Hände

Eher seltene körperliche Symptome sind:

- Herzstolpern
- Impotenz
- Ohrensausen

Als psychische Symptome treten gehäuft auf:

- Konzentrationsschwäche
- Leichte Ermüdbarkeit
- Unruhe

Erst die Gesamtheit der auftretenden Beschwerden und die eingehende ärztliche Untersuchung gibt Sicherheit. Es können eher nervös-überreizte oder auch depressiv-verstimmte Symptome überwiegen.

Mögliche Ursachen

Nicht selten verbergen sich hinter einer vegetativen Dystonie ungelöste innere Konflikte aus der Kindheit, die aus dem Unbewussten Störsignale an unser Gehirn senden. Auch unterdrückte Ängste oder Dauerstress durch geistige und körperliche Überanstrengung können auf lange Sicht dazu führen, dass Körper und Seele mit unangenehmen Beschwerden Alarm schlagen. Ein weiterer verschlimmernder Faktor ist ein Übermaß an Nervengiften wie Nikotin, Koffein und Alkohol – oft auch gerade deshalb überreichlich konsumiert, weil man Nervosität und innere Unruhe zu betäuben sucht.

Wichtig: Erkennbare organische Erkrankungen bestehen bei der vegetativen Dystonie nicht!

Leiden Sie in letzter Zeit an Durchfall, Kopfschmerzen oder Nackenschmerzen? Schlucken Sie dagegen nicht einfach nur die entsprechenden Medikamente, sondern prüfen Sie, ob sie nicht die Folgen einer – von Ihnen noch nicht bemerkten – Nervosität sein können.

Stress und Hektik fördern Funktionsstörungen der Nerven, wie die vegetative Dystonie. Die Anwendung mit Magnetpflastern fördert die Durchblutung und beruhigt.

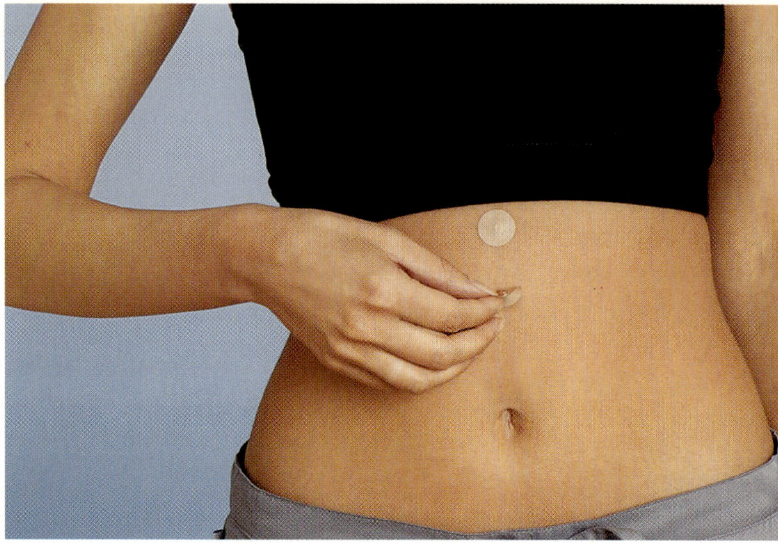

Eine vegetative Dystonie entwickelt sich meist schleichend, und die ersten Beschwerden werden oft ignoriert. Die krank machenden Faktoren liegen in den alltäglichen Gewohnheiten, so dass erst eine Umstellung des Lebensstils eine dauerhafte Verbesserung bringt.

Mögliche Komplikationen

Bei der vegetativen Dystonie liegt eine Dysbalance des vegetativen Nervensystems vor. Es kommt dadurch zu einem Dominieren körperlicher und geistiger Erregungs- oder Blockierungszustände, die – sofern sie nicht beizeiten abgebaut werden – chronisch werden und sich sogar in ernsthaften Funktionsstörungen niederschlagen können:

- Aus der ständigen Anspannung der Muskulatur können Muskelschmerzen entstehen; besonders gefährdet sind die Muskeln im Rücken-, Nacken- und Kopfbereich.
- Die ständige Blockierung der Verdauungsvorgänge kann zu Verstopfung führen.
- Der trockene Mund ist ein Zeichen von gedrosselter Speichelsekretion. Mit dem desinfizierenden und vorverdauenden Speichel fehlt jedoch gleichzeitig ein wichtiger Hygienewärter des Mundraums, das Risiko von Mund- und Rachenentzündungen steigt; auch die Entwicklung von Karies wird gefördert.
- Die erhöhte Pulsfrequenz kann zum Auslöser der so genannten Herzphobie werden. Hierbei entwickelt der Patient ein zwangsneuroti-

sches Verhältnis zu seinem Puls; er wird immer wieder von der Angst heimgesucht, dass das Herz einfach stehen bleibt und er stirbt.

▶ Die ständig schweißnassen Füße fördern zudem das Wachstum von Fußpilz.

▶ Die vermehrte Ausschüttung von Stress- und Angsthormonen treibt die Blutfettwerte nach oben und begünstigt dadurch arteriosklerotische Veränderungen an den Blutgefäßen sowie deren Folgeerkrankungen (Angina pectoris, Herzinfarkt, Durchblutungsstörungen).

Mit Magneten heilen

Nervosität zählt zu den traditionellen Einsatzgebieten der Magnettherapie. Zur Beruhigung des vegetativen Nervensystems werden zwei Nordpolmagnete über dem »Sonnengeflecht« aufgesetzt. Sie finden die beiden Befestigungspunkte, indem Sie vom Hals abwärts über die Mitte des Brustbeins gehen, bis Sie einen kleinen spitzen Knochen spüren, den so genannten Schwertfortsatz. Etwa einen Finger breit unter dieser Spitze liegt der erste, zwei weitere Finger breit darunter der zweite Punkt (siehe Abbildung Seite 84).
Darüber hinaus besteht die Möglichkeit, die konkreten Beschwerden der vegetativen Dystonie mit Magnetfolien zu behandeln. So können auf schmerzende Muskelbereiche im Rücken, am Nacken oder am Kopf wechselpolare Magnetfolien zur Förderung der Durchblutung aufgesetzt werden. Gegen Schlafstörungen helfen Endlosbänder mit Magneten, die auf den Lattenrost geklebt werden. Gegen Atembeschwerden helfen nordpolare Pflaster im Bereich der Atemwege. Näheres zu den einzelnen Beschwerden können Sie unter den betreffenden Kapiteln nachlesen.

Einige Homöopathen empfehlen bei vegetativer Dystonie auch eine Trinkkur mit magnetisiertem Wasser (Zweipolwasser). Die empfohlene Menge liegt bei einem halben Liter pro Tag.

Was zusätzlich hilft – Johanniskrauttee

Johanniskraut (lat.: Hypericum perforatum) wurde schon von antiken Ärzten zur Behandlung nervöser Symptome eingesetzt. Neuere Untersuchungen beweisen die ebenso zielsichere wie rasche Wirkung des Johanniskrauts bei vegetativer Dystonie. Zu Spontanerfolgen innerhalb weniger Tage kommt es bei den typischen Symptomen Verstopfung, Mundtrockenheit, übermäßige Schweißbildung und Händezittern. Anwendung: Übergießen Sie dazu 2 Teelöffel getrocknetes Johanniskraut mit 1/4 Liter kochendem Wasser, 10 Minuten ziehen lassen. Trinken Sie täglich 2 bis 3 Tassen Johanniskrauttee. Die letzte Tasse aber nicht nach 19 Uhr abends.

Wie jüngere Untersuchungen belegen, verbessern Magnete den Blutfluss in den Adern. Dieser Effekt macht sie bei Venenerkrankungen zu einem besonders chancenreichen Heilmittel.

Venenerkrankungen

Symptome

- Schwellungen der Beine (besonders der Unterschenkel und Knöchel)
- Schweregefühl in den Beinen
- Bei oberflächlichen Venen zeigt sich eine Rötung und Entzündung der Haut.
- Brennen in den Beinen, vor allem nach längerem Stehen
- In schweren Fällen führt die Venenentzündung zu offenen Unterschenkelgeschwüren (Ulcus cruris).

Ursachen

Wenn der Blutabfluss in den Venen gestaut ist, kommt es auf Dauer zu einer krankhaften Erweiterung der Blutgefäße. Begünstigt werden Venenerkrankungen durch eine anlagebedingte Schwäche des Bindegewebes. Übergewicht und vorwiegend stehende Tätigkeiten fördern die Bildung von Krampfadern. Aber auch während einer Schwangerschaft kommt es häufig zu gestauten Venen. Obwohl körperliche Bewegung wichtig für die Blutzirkulation ist, können Sportarten, die die Beine stark beanspruchen, die Venen ebenfalls schädigen: Fußballer und Tänzerinnen sind häufig davon betroffen. Entzündungen, Thrombosen bis hin zu Unterschenkelgeschwüren sind ernste Komplikationen, die durch den gestörten Blutabfluss in Krampfadern entstehen können. Auslöser dafür können auch Infektionen, die Einnahme der Antibabypille, Nikotin oder lange Bettlägerigkeit sein.

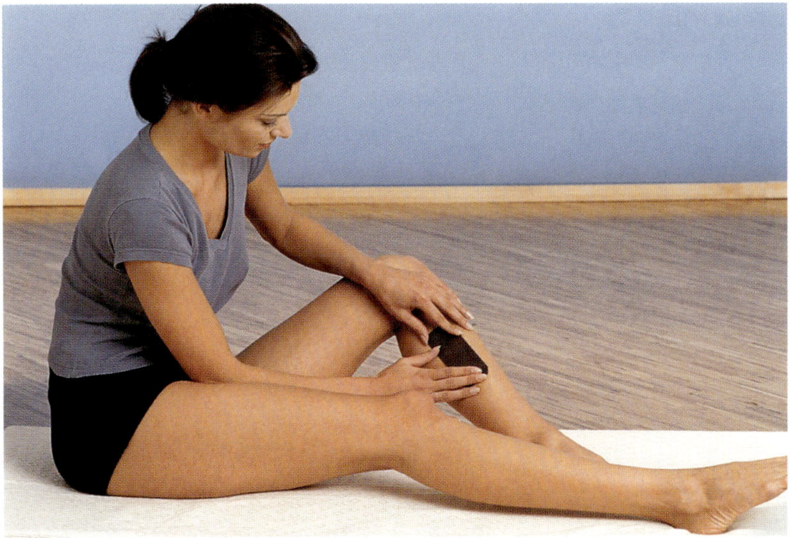

Bei Venenerkrankungen sollten Sie – neben der Magnettherapie – Ihre Beine so oft wie nur möglich hochlegen und zusätzlich Beingymnastik machen.

Mit Magneten heilen

Heilmagnete hemmen die Entzündungen und die Ausbildung von Wasseransammlungen; sie verbessern die Fließeigenschaft des Bluts; die schmerzhafte Spannung des Hautgewebes lässt deutlich nach.
Die Therapie erfolgt über wechselpolare Magnetfolien, die auf die schmerzenden Stellen gelegt werden. Rechteckige Folien werden empfohlen (siehe Abbildung).

Auch eine operative Entfernung von Krampfadern ist möglich und keineswegs nur eine kosmetische Maßnahme. Bei stark erweiterten Venen kann durch den Eingriff der Bildung von Thrombosen und schmerzhaften, schlecht heilenden Unterschenkelgeschwüren möglicherweise vorgebeugt werden.

Verstauchungen

Symptome

- Schmerzen im betroffenen Gelenk
- Oft kommt es sehr schnell zu einer starken Schwellung, die bei Bänder- und Sehnenverletzungen aber auch ausbleiben kann.
- Hautverfärbung (Bluterguss)
- Starke Bewegungseinschränkung

Ursachen

Bei einer Verstauchung handelt es sich um eine Überdehnung oder einen Riss in der Gelenkkapsel und/oder deren Bänder, hervorgerufen durch Umknicken, abrupte Bewegungen, schwache Muskulatur oder äußere Gewalteinwirkungen. Meist reißen dabei auch Blutgefäße ein. Die Verstauchung ist eine der häufigsten Sportverletzungen und wird durch einseitige Muskelentwicklungen in den jeweiligen Sportarten gefördert. Am häufigsten ist dabei eine Verstauchung der Knöchel; der Fuß knickt dabei meist um, und das gesamte Körpergewicht wird auf den Knöchel verlagert.

Die Größe der Schwellung sagt aber nicht unbedingt etwas über die Schwere der Verletzung aus. Es gibt kleinere Bänderdehnungen, bei denen zahlreiche Blutgefäße verletzt werden und gewaltige Schwellungen entstehen; genauso gibt es komplette Bänderrisse, die kaum Schaden an Blutgefäßen anrichten und daher fast ohne Schwellung ablaufen können. Die Schmerzen hängen vom jeweiligen Verletzungsgrad ab.

Um die Schmerzen zu stillen und die Heilung zu fördern, geben Sie drei bis fünf Tropfen Kamillenöl in ein Liter Wasser und tränken darin ein Leinentuch. Wringen Sie es aus, und wickeln Sie es um das betroffene Gelenk.

Mit Magneten heilen

Die Magnettherapie beginnt erst 36 bis 48 Stunden nach dem Verletzungseintritt, vorher ist Kühlung mit kaltem Wasser oder mit einem mit Eiswürfeln gefüllten Waschlappen das Heilmittel der ersten Wahl. Nordpolare Magnetpflaster können daran anschließend die Entzündung und die Schmerzen hemmen. Im Unterschied zu den meisten Verletzungssalben und -gels erreichen sie auch die tieferen Gewebeschichten am Gelenk.

Die Anwendung erfolgt über nordpolare Magnetpflaster, die rund um das verstauchte Gelenk aufgesetzt werden. Beim Fußgelenk reichen in der Regel drei, beim Handgelenk zwei Pflaster vollkommen aus.

Achtung Erst wenn die Schmerzen völlig abgeklungen sind, kann mit dem Training wieder begonnen werden. Dabei ist es wichtig, die Muskeln immer gut aufzuwärmen und erst einmal langsam mit dem Training zu beginnen.

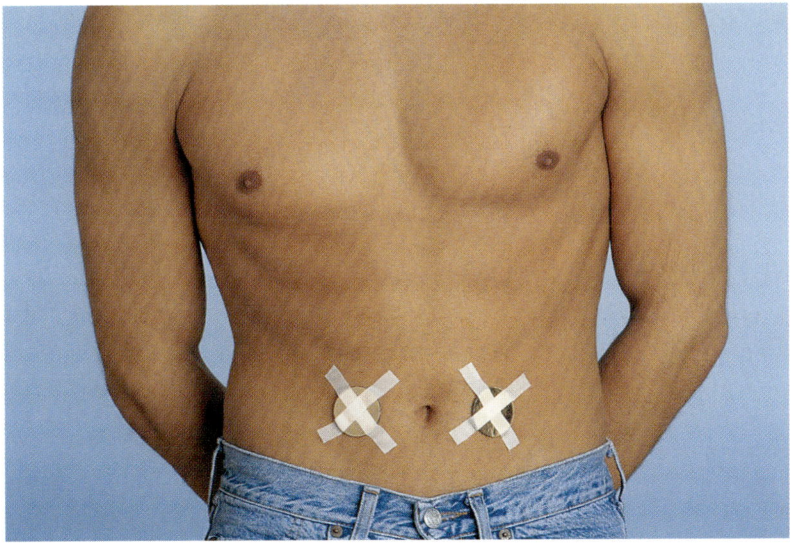

Stress und die Einnahme von Medikamenten (z. B. von Schmerzmitteln) können zu einer Verstopfung führen. Magnete fördern u. a. die für eine geregelte Verdauung wichtige Durchblutung der Darmwände.

Verstopfung

Symptome

- Der Darm wird weniger als einmal in drei Tagen entleert.
- Ständiges Völlegefühl im Unterleib
- Der Stuhl ist hart und trocken.
- Die Darmentleerung verläuft unter relativ großer Kraftanstrengung.

Ursachen

Die häufigsten Ursachen für akute Verstopfungen sind Orts- oder Ernährungswechsel (z. B. durch eine Urlaubsreise) und Stress; auch Bananen, Schokolade und bestimmte Medikamente (z. B. Husten- und Schmerzmittel) stopfen den Darm.
Die häufigsten Ursachen für chronische Verstopfungen sind Bewegungsmangel, Übergewicht, fettreiche und ballaststoffarme Ernährung, mangelnde Flüssigkeitszufuhr, Missbrauch von Abführmitteln, ungelöste psychische Konflikte und sexuelle Probleme.

Wenn sich die Verstopfung trotz Magnettherapie nicht innerhalb von sieben Tagen bessert, sollten Sie einen Arzt aufsuchen. Geht die Verstopfung mit kolikartigen Bauchschmerzen, heftigem Erbrechen und Kreislaufbeschwerden einher, muss umgehend der Notarzt gerufen werden.

Eine tägliche Stuhlentleerung ist nicht notwendig; aus ärztlicher Sicht gilt dreimal pro Woche als völlig normal. Erst bei seltenerer Stuhlentleerung spricht man von einer Verstopfung.

Mit Magneten heilen

Magnetfelder mobilisieren die Bewegungen der Darmmuskeln, außerdem wird die Durchblutung in den Darmwänden verbessert.
Die Therapie erfolgt über zwei wechselpolare, kreisförmige Magnetfolien, die jeweils zwei Finger breit links und rechts vom Bauchnabel befestigt werden (siehe Abbildung Seite 89). Diese beiden Punkte haben nach Auffassung der traditionellen chinesischen Medizin eine besonders intensive Beziehung zur Arbeit des Verdauungstrakts. Ergänzend dazu kann Wasser getrunken werden, das mit zwei kräftigen Magneten (Feldstärke: 2000 Gauss) behandelt wurde. Dazu stellen Sie ein Glasgefäß mit Wasser einfach zwischen die beiden Blockmagnete.

Was zusätzlich hilft – Homöopathie

- Alumina D6

Wenn der Stuhlgang lang dauert und nur unter Schmerzen abläuft
Dosierung: 3-mal täglich 1 bis 2 Tabletten

- Nux vomica D4

Für reizbare Menschen, die schnell wütend werden und alles richtig machen wollen; bei Darmkrämpfen und ständigem Völlegefühl
Dosierung: 3-mal täglich 1 bis 2 Tabletten

- Magnesium phosphoricum D12

Bei akuten Bauchkrämpfen mit Blähungen
Dosierung: Jeweils zum akuten Anfall 10 Kügelchen in 1 Glas warmem Wasser auflösen und in kleinen Schlucken trinken

Zahnschmerzen

Symptome

- Pochender Schmerz am Zahn
- Schmerzempfindlichkeit gegen heiße oder kalte Speisen
- Schwellungen der Wange bei fortgeschrittener Entzündung

Ursachen

Ursache Nummer eins für Zahnschmerzen sind Kárieslöcher im Zahnschmelz. Aber auch Zahnfleischschwund, eingeklemmte Essensreste sowie entzündete oder überempfindliche Zahnnerven können Schmerzen verursachen. Dauern Zahnschmerzen länger als drei Tage an, sind sie ein Fall für den Zahnarzt. Kommt es außerdem zu Schwellungen und einem pochenden Gefühl in Zahnfleisch oder Wange, muss man so schnell wie möglich einen Zahnarzt aufsuchen; in diesem Fall hat sich ein Entzündungsherd gebildet.

Magnete könne natürlich nicht die Ursachen von Zahnschmerzen beheben, sondern lediglich die Schmerzen erträglicher machen. Ein Besuch beim Zahnarzt ist daher unvermeidlich!

Mit Magneten heilen

Befestigen Sie ein Magnetpflaster (Feldstärke: 800 Gauss) mit der Nordseite an der Stelle der Hand, wo sich Daumen- und Zeigefingerknochen treffen, und lassen Sie es etwa fünf Minuten dort. Dadurch wird genau jener Nervenweg betäubt, auf dem laut Akupunkturlehre normalerweise der Zahnschmerz bewegt wird (siehe Abbildung). Darüber hinaus können Sie noch ein Magnetpflaster an exakt der Stelle befestigen, an der es in der Wange schmerzt.

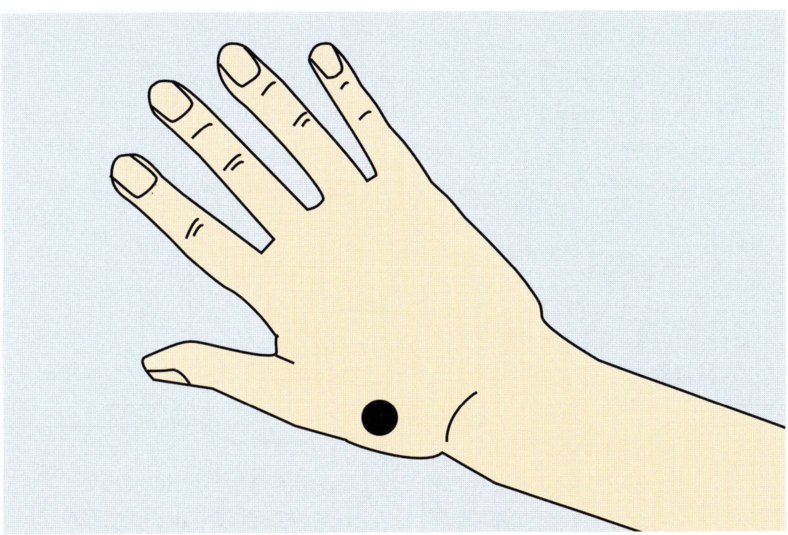

Ein Magnetpflaster an der richtigen Stelle der Hand, kann den Zahnschmerz betäuben.

Bezugsquellen für Heilmagnete

Nebenstehende Adressen bieten eine Auswahl der Bezugsquellen, über die Sie Magnete in den unterschiedlichsten Formen bekommen können.

▶ Magnetpflaster:
Heil- & Duftstoffe aus der Natur
Galerie fit & gesund –
Der Gesundheitsladen
Mittelweg 19
20148 Hamburg
Tel. & Fax: 040/410 65 19

▶ Magnetische Matratzen, Polster und Kissen sowie Einlegesohlen:
Dagmar Deininger
Bad-Trissl-Straße 40
83080 Oberaudorf
Tel.: 0 80 33/30 96 90

▶ Wechselpolare Magnetpflaster:
McMed GmbH
Kurkölner Straße 3
59515 Möhnesee
Tel.: 0 29 24/85 91 76
Fax: 0 29 24/85 91 75

▶ Wechselpolare Magnetfolien (BIOflexpflaster; die Folien gibt es auch als Endlosbänder, die z. B. auf den Lattenrost aufgeklebt werden können):
Rheinmagnet
Ohlenhohenstraße 23
53819 Neunkirchen
Tel.: 0 22 47/9 18 10
Fax: 0 22 47/8 30 01
(Mindestbestellwert 110.- DM)

▶ Wechselpolare Magnetfolien, magnetische Matratzen und magnetische Bandagen:
Sanpro
Sandweg 8
A-8071 Gössendorf
Fax: 00 43/31 35/496 56

▶ Magnetschmuck:
Esoterik und Geschenk
Werner Giessing
Brunnenstraße 46
34537 Bad Wildungen
Tel.: 0 56 21/96 03 10
Fax: 0 56 21/96 03 11

Internationale Anbieter im Internet

▶ Magnetpflaster, Magnetschmuck, magnetische Bandagen, Magnetsohlen:
Buy-a-mag
www.buyamag.com

▶ Blockmagnete, Magnetschmuck, Magnetsitze, Magnetkissen, Magnete für Haustiere:
Discover Magnetics
www.discovermagnetics.com

▶ Blockmagnete, magnetische Kissen, magnetische Bandagen:
Homewater
www.homewatermagnet.com

▶ Besonders starke Blockmagnete und Magnetpflaster:
MagnaBloc
www.magnabloc.com

▶ Zubereiter für magnetisches Wasser, Magnetschmuck, Magnetpflaster:
Magnetic Wellness Products
www.magwellness.com

▶ Blockmagnete, Magnetpflaster:
MotherEarth
www.motherearth.com

▶ Magnetschmuck, Magnetbandagen, Magnetfolien:
Orionmagnetics
www.orionmagnetictherapy.com

▶ Zubereiter für magnetisches Wasser, Magnetsohlen, magnetische Matratzen, magnetische Tierhalsbänder:
Space Age International
www.space-age.com

▶ Magnetbandagen:
SpecNet
http://www.theramagnets.com

▶ Magnetfolien, Magnetbandagen, Magnetschmuck, Magnetdecken:
Tectonic Magnetotherapy
www.tectonic.com

Die Anzahl der Anbieter von magnetischen Produkten wächst, es lohnt sich also zu vergleichen. Gute Magnete sind zwar nicht billig, aber dafür auch kaum Verschleiß ausgesetzt und lang anwendbar.

Impressum
© 2000 Südwest Verlag, München, in der Econ Ullstein List Verlag GmbH & Co. KG, München
2. Auflage 2000

Redaktion: Dr. Marion Onodi, Jutta Friedrich
Projektleitung: Jutta Friedrich
Redaktionsleitung und medizinische Fachberatung: Dr. med. Christiane Lentz
Bildredaktion: Gabriele Feld
Produktion: Manfred Metzger (Leitung), Annette Aatz, Dr. Erika Weigele-Ismael
Umschlag: Heinz Kraxenberger, München; Till Eiden
Layout: Wolfgang Lehner
DTP/Satz/Illustrationen: Veronika Moga
Druck: Color-Offset, München
Bindung: R. Oldenbourg, München

Printed in Germany
Gedruckt auf chlor- und säurearmem Papier

Buch
ISBN 3-517-06214-6
Buch & Magnet
ISBN 3-517-06163-8

Über den Autor

Dr. Jörg Zittlau hat Philosophie, Biologie und Sportmedizin studiert und arbeitet heute als freier Wissenschaftsjounalist mit den Schwerpunkten Alternativmedizin, Psychologie und Ernährung.

Hinweis

Das vorliegende Buch ist sorgfältig erarbeitet worden. Dennoch erfolgen alle Angaben ohne Gewähr. Weder Autor noch Verlag können für eventuelle Nachteile oder Schäden, die aus den im Buch gemachten praktischen Hinweisen resultieren, eine Haftung übernehmen.

Literatur

Rickert, Ulrich: Magnete besiegen den Schmerz. Goldmann Verlag. München 1986
Tierra, Michaela: Heilen mit Magneten. Windpferd Verlag. Aitrang 1998
Hannemann, Holger: Energiemedizin. Ariston Verlag. München 1995
Stiftung Warentest: Handbuch – Die andere Medizin. Berlin 1996
Zittlau, Dr. Jörg: Schmerzmittelersatzstoffe. Südwest Verlag. München 1998

Danksagung

Ein besonderer Dank gilt Gerta Fahnenstich von »Rheinmagnet« für die Übersendung der wissenschaftlichen Literatur.

Bildnachweis

Alle Bilder stammen von Susanne Kracke, München, außer:
AKG, Berlin: 10; Premium, Düsseldorf: 6 (K. Redfern), 17 (J. P. Nova); Schoenenburg Ute, München: Titel; Tony Stone, München: 1 (Andi Cox), 3 (David Arky), 4 (Tony Hutchings), 14 (James Darell), 20 (Peter Cade)

Register